ÉTUDES ZOOLOGIQUES ET PALÉONTOLOGIQUES

SUR LA FAMILLE

DES CÉTACÉS

THÈSE

PRÉSENTÉE ET SOUTENUE DEVANT L'ÉCOLE SUPÉRIEURE DE PHARMACIE DE PARIS

Le 1874.

POUR OBTENIR LE DIPLOME DE PHARMACIEN

DE 1re CLASSE.

PAR

RAOUL GUÉRIN

NÉ A NANCY (MEURTHE),

ANCIEN ÉLÈVE DE L'ÉCOLE DES HAUTES ÉTUDES

Væ victis!

PARIS

TYPOGRAPHIE GEORGES CHAMEROT

19, RUE DES SAINTS-PÈRES, 19.

1874

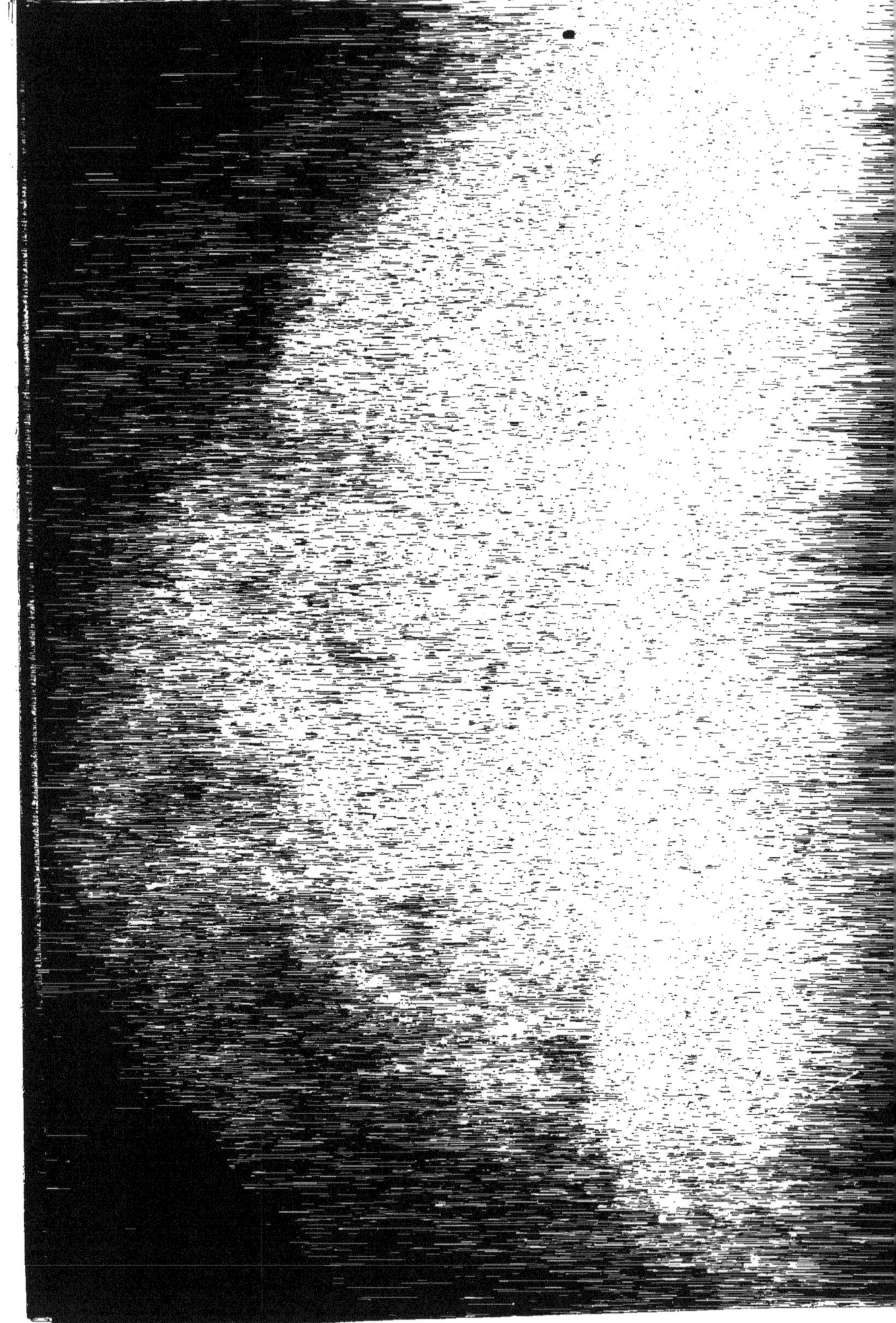

ÉCOLE SUPÉRIEURE DE PHARMACIE
DE PARIS

MM. CHATIN, Directeur.
BUSSY, Directeur honoraire.

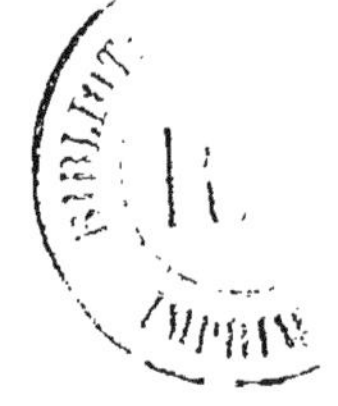

ADMINISTRATEURS

MM. Chatin, Directeur.
Berthelot, Professeur titulaire.
Planchon, Professeur titulaire.

PROFESSEURS

MM.	Chatin.	Botanique.
	Berthelot.	Chimie organique.
	A. Milne-Edwards.	Zoologie.
	Buignet.	Physique.
	Chevalier.	Pharmacie galénique.
	Planchon.	Histoire naturelle des médicaments.
	Bouis.	Toxicologie.
	Baudrimont.	Pharmacie chimique.
	Riche.	Chimie inorganique.

PROFESSEURS DÉLÉGUÉS
DE LA FACULTÉ DE MÉDECINE

MM. Bouchardat.
Gavarret.

PROFESSEUR HONORAIRE : M. Caventou.

AGRÉGÉS EN EXERCICE

MM. L. Soubeiran.
Bourgoin.
Jungfleisch.

MM. Le Roux.
Marchand.

M. CHAPELLE, *Secrétaire.*

Nota. — *L'École ne prend sous sa responsabilité aucune des opinions émises par les candidats.*

PRÉPARATIONS

CHIMIQUES :

Eau de Rabel.

Iodure de plomb.

Protoiodure de mercure.

Blanc de baleine.

Iodure de soufre.

GALÉNIQUES :

Teinture d'ambre gris.

Ambre gris.

Sirop d'éther.

Teinture éthérée de digitale.

Sirop de belladone.

ÉTUDES
ZOOLOGIQUES ET PALÉONTOLOGIQUES

SUR LA FAMILLE

DES CÉTACÉS

THÈSE

PRÉSENTÉE ET SOUTENUE DEVANT L'ÉCOLE SUPÉRIEURE DE PHARMACIE DE PARIS

Le 1874.

POUR OBTENIR LE DIPLOME DE PHARMACIEN

DE 1re CLASSE.

PAR

RAOUL GUÉRIN

ANCIEN ÉLÈVE DE L'ÉCOLE DES HAUTES ÉTUDES

Vœ victis!

PARIS

TYPOGRAPHIE GEORGES CHAMEROT

19, RUE DES SAINTS-PÈRES, 19.

1874

A

MONSIEUR A. CHATIN

DIRECTEUR DE L'ÉCOLE SUPÉRIEURE DE PHARMACIE

ET A

MESSIEURS LES PROFESSEURS :

ALPH. MILNE-EDWARDS, E. BAUDRIMONT, BOUIS, BOUCHARDAT,

L. SOUBEIRAN, LEROUX, GAVARRET,

FAIBLE EXPRESSION D'UN PROFOND SENTIMENT DE GRATITUDE,

R. GUÉRIN.

ÉTUDES

ZOOLOGIQUES ET PALÉONTOLOGIQUES

SUR LA FAMILLE

DES CÉTACÉS.

Écrire une histoire complète des Cétacés, nous n'y avons pas songé un instant. Le moment n'est point encore venu, où nos connaissances, suffisamment approfondies, donnent le droit de le faire. Mais nous avons voulu, pour ce travail, prendre en particulier quelques points de l'histoire naturelle de ces animaux, les entourer des vérités scientifiques acquises par les derniers travaux les plus sérieux, et, en les exposant, tâcher que la lecture de ce livre ne soit pas tout à fait dénuée d'intérêt.

Une esquisse anatomique était, on le conçoit, absolument nécessaire pour ce genre d'études ; nous l'avons faite, un peu trop aride, peut-être, mais en nous attachant exclusivement à mettre en évidence les caractères qui différencient ces animaux des autres mammifères.

Tout en conservant peu d'espoir d'apporter quelque lumière dans le débat soulevé, au sujet de la place que doivent occuper, dans la série zoologique, à cause de leurs affinités, ces géants de la mer, nous avons tâché de résumer et de présenter les impressions que nous ont laissées nos études sur ce sujet.

La découverte de nombreux restes fossiles, appartenant à des genres variés du groupe des Cétacés, nous imposait le double devoir de rechercher, d'une part, les conditions d'apparition au point de vue de l'espèce, et ensuite les modifications qu'elle avait pu subir, dans la forme, durant le temps. Malheureusement les difficultés d'un tel travail et l'insuffisance de nos connaissances actuelles nous laissent le regret d'avoir été bien au-dessous de notre tâche.

A voir la rapidité avec laquelle l'homme, dans sa lutte pour la vie, procède à la destruction de la plupart de ces grands animaux, il est facile de prévoir que, si aucune réglementation ne vient y mettre un terme, certaines espèces auront bientôt totalement disparu. Déjà, de quelques-unes d'entre elles, il ne reste que le souvenir. Nous avons donc pensé qu'il n'était pas inutile, après avoir consacré quelques pages à rappeler ce qu'étaient les pêches des Cétacés chez les anciens, d'évoquer aussi le souvenir de nos hardis pêcheurs des siècles derniers et de faire connaître les animaux, objets de leurs poursuites. De plus, nous avons cherché à montrer, en les fixant sur la carte, les zones de circulation de la plupart de ces mammifères, et nous espérons avoir apporté dans cette partie de notre travail toute la précision qu'il peut comporter.

Enfin, de nos jours, l'industrie s'empare, de plus en plus, de tous les produits utiles que ces animaux lui abandonnent dans la mort. A cause même de l'importance de ces produits et de la part que notre marine marchande prend à leur obtention, nous en dirons quelques mots.

Nous voulons aussi, avant qu'elles disparaissent tout à

fait de nos formulaires pharmaceutiques, rappeler les vertus merveilleuses dont jouissaient autrefois, pendant ce moyen âge si mystique et si ignorant, certaines substances singulières fournies par les Cétacés. En nommant la Licorne, entre autres, quel monde de pratiques bizarres n'éveille-t-on pas dans l'esprit? Demain le blanc de Baleine et l'ambre gris auront totalement déserté l'officine pour le laboratoire du parfumeur : il n'était pas possible de les passer sous silence.

Ce sera notre dernier exposé. Nous terminerons ainsi ce travail, en souhaitant à nos recherches d'avoir mérité quelque peu l'attention.

DESCRIPTION ANATOMIQUE

DES CÉTACÉS.

FORMES EXTÉRIEURES.

Les Cétacés sont des mammifères essentiellement marins et des mieux appropriés pour le milieu dans lequel ils vivent. On leur a donné à juste titre le nom de Thalassothériens, qu'ils partagent avec les Siréniens et les Phoques.

A aucune époque de la vie, ils ne quittent les eaux, même pour accomplir les fonctions de la reproduction.

Leur corps nous apparaît comme formé de l'union de deux cônes soudés base à base. Bien qu'il y ait plusieurs exceptions, on peut dire qu'ils sont pisciformes. Aucun organe ne fait saillie, en dehors des agents locomoteurs proprement dits, pas même ceux des sens.

La tête affecte des formes assez variées : tantôt conique, comme chez les Baleines, où elle forme le quart et même la moitié du corps, tantôt globuleuse et arrondie, comme chez les Narwhals, ou terminée en forme de bec, dans un grand nombre d'espèces de Dauphins.

Enfin elle peut être renflée en avant et comme tronquée, s'élevant en forme de muraille, ainsi qu'on le voit dans le Cachalot.

Presque toujours, elle se confond avec le cou, tellement qu'il est souvent impossible d'en préciser les limites exactes.

En arrière de la tête, on trouve les membres antérieurs, modifiés comme on pouvait le prévoir et adaptés, non à une locomotion active, mais construits principalement en vue d'équilibrer les mouvements du corps, tout comme le ferait un véritable balancier.

Les membres thoraciques, enveloppés dans une membrane tendineuse, sont, tantôt courts et arqués comme chez les Baleines, ou recourbés de bas en haut ainsi qu'on l'a observé pour le Narwhal.

A la hauteur de ces membres antérieurs, le corps présente souvent une forme cylindrique et acquiert son plus grand diamètre.

Le dos, souvent caréné, offre presque toujours une nageoire dite dorsale de nature purement fibreuse, très-résistante, d'une grandeur et d'un développement variables; rudimentaire chez le Narwhal, elle acquiert une assez grande taille dans les Mégaptères, les Jubartes, etc.; souvent elle est falciforme.

On ne trouve aucune trace, quant à l'extérieur du moins, des membres abdominaux.

Dans le voisinage de la région caudale, le corps s'effile assez brusquement, et se termine par une véritable nageoire horizontale, bilobée, dont l'échancrure varie quant aux dimensions, à la forme et à la profondeur suivant les espèces.

Cette queue natatoire, principal organe de propulsion du Cétacé, est d'une structure fibreuse et d'une grande puissance; elle est commandée par des tendons très-nombreux, insérés sur les apophyses vertébrales. Elle est toujours en rapport avec le diamètre du corps; les mouvements qu'elle exécute sont de bas en haut et procurent à l'animal une vitesse considérable.

TISSU TÉGUMENTAIRE.

Le tissu tégumentaire présente chez ces animaux des caractères très-importants. La peau, si différente au point de vue de son organisation de celle des autres mammifères, et bien plus encore de celle des poissons de grande taille, nous offre la disposition suivante :

Le système pileux fait complétement défaut; par suite des conditions de milieu, il était devenu inutile. On en trouve pourtant des traces pendant la période embryonnaire et jusqu'aux premiers temps de la naissance. C'est ainsi qu'on peut observer des poils, soit aux lèvres, soit même sur toutes les parties du corps, ainsi que Leydig a pu le constater chez le Marsouin, et qu'on voit le *Balænoptera Sibbaldii* en présenter une trentaine, occupant une place circulaire au menton. Mais c'est là une exception; en principe on est autorisé à dire que les Cétacés ont la peau nue.

La couleur de cette peau varie du blanc nacré au noir, en passant par toutes les teintes intermédiaires. Toutefois il est bon de noter que ce sont les surfaces thoraciques et abdominales, ou, si l'on veut, le plan inférieur du corps, qui revêtent de préférence les teintes les plus claires, le blanc le plus généralement.

L'épiderme est doux au toucher, il a un aspect satiné; quelquefois, cependant, il se modifie au point de présenter des tubercules épineux ainsi que Burmeister l'a constaté sur l'aileron dorsal du *Phocæna spinipinnis,* où l'on observe trois rangées d'aspérités coniques. L'épaisseur de cet épiderme ne dépasse guère celle d'un papier à calquer ordinaire.

Immédiatement au-dessous, on trouve une couche muqueuse, élastique, variable en épaisseur, et traversée par de nombreux tubes sudoripares; on y rencontre en outre des cellules chromogènes et des papilles en nombre fort considérable. Celles-ci sont disposées comme chez l'homme, mais, en outre, elles sont très-longues et traversent l'épiderme. Elles doivent, quoi qu'on en ait dit, assurer une certaine perception des sensations à l'animal.

Un tissu aréolaire fait suite à la couche muqueuse, sa ligne de démarcation est peu indiquée; il apparaît presque brusquement, composé de cellules formées par l'entre-croisement de fibres nacrées et contenant une grande quantité de graisse. Par cette disposition, l'animal supplée à l'absence d'un revêtement protecteur contre le froid, et cette graisse concourt à entretenir l'activité respiratoire.

Muscles. — Les muscles peaussiers sont très-développés chez les Cétacés; ils enveloppent le cou, le dos, la poitrine et se continuent jusqu'à l'anus, d'une part, au-delà duquel ils se terminent par une aponévrose enveloppant la queue, et d'autre part vers la tête. Ils émettent quelques faisceaux vers la région temporale; parmi les muscles de la face, il n'y a guère de bien caractérisés que l'orbiculaire du nez, les muscles des paupières et quelquefois un buccinateur peu développé. Une faible couche musculaire s'étend sur le maxillaire supérieur. On observe généralement qu'une mince strate de lard sépare les différents plans musculaires les uns des autres.

Les membres thoraciques, transformés en nageoires, sont mus par des faisceaux partis des régions abdominales; d'autres, dont l'insertion se fait sur les apophyses vertébrales, se rendent à la nageoire caudale.

L'absence de cou chez ces animaux permet aux muscles du dos de se prolonger, sans altération de forme, jusqu'à la région occipitale.

La myologie des Dauphins, faite plus complétement que celle des autres genres, donne lieu à quelques remarques intéressantes.

Chez eux, le muscle oblique externe s'étend sur toutes les côtes; de plus, les deux muscles droits, s'écartant en arrière, viennent se souder, d'une part à l'apophyse transverse d'une des vertèbres lombaires, la 19e généralement, et, d'autre part, à l'aponévrose des autres muscles transverses.

Le muscle grand dentelé ne s'étend pas jusqu'aux vertèbres cervicales, il s'arrête aux côtes.

Le muscle transverse se confond avec le triangulaire du sternum, et s'étend, en avant, au-delà de la première côte.

Le cléido-mastoïdien est remplacé chez eux par l'huméro-mastoïdien, distinct du deltoïde et s'insérant, d'une part, sur l'occipital, et, de l'autre, sur l'humérus.

En l'absence de clavicules, il n'existe pas de muscle sous-clavier.

A cause de leur mode de locomotion, et en vue de la manœuvre quasi rémigienne de leurs nageoires, l'humérus reçoit, en outre des muscles ordinaires, venus de l'omoplate, du sternum et de la face postérieure des côtes, des faisceaux volumineux provenant des muscles cutanés et des cléïdo-mastoïdiens.

Le professeur O. Jacobsen, ayant eu l'occasion de faire l'analyse de 10 kilogrammes de viande de Dauphin, a cru pouvoir en déduire la composition suivante :

Créatine.	6,10
Sarcine.	1,05
Xanthine.	traces
Inosite. . , ...	0,08
Acide lactique.	7,45
Taurine.	» »

PARASITES DES CÉTACÉS.

L'étude des téguments de ces animaux conduit à rechercher s'ils ne sont pas fréquentés par quelques parasites vivant à leurs dépens. L'absence de tout revêtement protecteur de la peau laissait celle-ci en butte aux attaques des animaux inférieurs. Ils n'y ont pas failli.

L'histoire de ces hôtes incommodes, connus sous le nom de Cyames ou Poux de Baleine, est déjà riche de faits acquis, mais il reste encore beaucoup à apprendre pour arriver à déterminer toutes les espèces qui affectent plus particulièrement ou qui hantent, que l'on nous permette le mot, tel ou tel genre, de préférence à tout autre.

Le meilleur travail que nous possédions sur ce sujet est dû à M. Fr. Lutken ; nous ne pouvons mieux faire que de résumer ses recherches.

Notons d'abord, en passant, qu'un certain nombre de Cétacés, parmi lesquels il faut citer quelques Balénoptères, sont totalement dépourvus de ces parasites ; mais, en revanche, il en est qui en nourrissent jusqu'à trois espèces différentes. Tel est le cas de la Baleine australe.

En outre, et comme nous l'avons dit plus haut, les animaux d'un même genre nourrissent des espèces qui leur paraissent propres, et qui pourraient, à la rigueur, servir, en l'absence d'autres caractères, à les déterminer presque rigoureusement.

La Baleine du Sud, et celle, dite du Japon, en sont des exemples remarquables.

Ces Cyames sont de petits crustacés édriophthalmaires, qui se logent un peu partout, dans l'épaisseur de la peau, le plus souvent dans les replis de l'épiderme au voisinage des orifices génitaux.

M. Lutken, qui, ainsi que nous l'avons déjà dit, s'est livré à une étude attentive de ces parasites, croit pouvoir déterminer les espèces suivantes pour le genre Cyame :

1° *Cyamus mysticeti* sur le *Balæna mysticetus*,
2° *Cyamus Boopis* du *Balæna Boops* ou *Keporkark*,
3° *Cyamus monodontis*, et,
4° *Cyamus nodosus*, tous deux sur le Narwahl,
5° *Cyamus globicipitis*, sur le *Globicephalus melas*,
6° *Cyamus Thompsoni*, des *Hyperoodon rostratus et latifrons*.

D'autres espèces, dont on ne connaît pas encore les caractères anatomiques, ont été constatées, vivant sur le Cachalot et sur d'autres Dauphins.

M. le professeur J. Steenstrupt a donné la description d'autres Crustacés, de l'ordre des Cirrhipèdes et du genre Coronule, rencontrés sur ces animaux, notamment sur le Balæna Biscayensis, et le professeur Sars, dans sa station aux îles Loffoten, a montré que des individus, du genre Penella, habitaient également des Balénoptères, à l'exclusion de tout autre ordre de Crustacés.

Enfin, on a observé que le genre Mégaptère se couvre de Diadema, qui ont été observés aussi sur le Balæna Japonica, et que, sur ces Diadema, on trouve des Otions (*Otion auritum*) et des Cyames.

LOCOMOTION ET PROGRESSION.

Chez les Mammifères aquatiques, tels que la Baleine, le Marsouin, etc., les mouvements sont strictement analogues à ceux des poissons : la seule différence étant que la queue agit de haut en bas, au lieu d'agir latéralement. Les extrémités antérieures, qui, chez ces animaux, sont relativement parfaites, tournent sur leur grand axe et s'appliquent obliquement ou non obliquement, par rapport à l'eau. Au surplus, voici ce que l'on observe quand l'animal passe de l'état de repos à celui de la progression (Dr Thiercelin) : Par suite d'une violente contraction des muscles abdominaux, il prend la forme d'un segment de cercle; dans ce mouvement, les lobes de sa queue s'infléchissent en arrière, de manière à vaincre plus facilement la résistance de l'eau. L'animal se ramasse dans un mouvement lent, puis, contractant brusquement ses muscles dorsaux, il se redresse et s'étend. La queue se déploie vivement, en arrière, dans toute sa longueur, comme une sorte de rame, et sa tête, qui, grâce à sa forme, offre peu de résistance, ou qui même, comme dans le Cachalot, est allégée prodigieusement, par suite de la faible densité des corps gras qui y sont contenus, cette tête fend l'eau avec une grande facilité.

La vitesse de la marche, augmentée par la pression du liquide déplacé, sur les parties carénées de l'animal, se trouve en rapport direct avec la force de contraction des muscles du dos. Tout concourt donc, on le voit, puissance musculaire et forme, à une locomotion rapide.

Les nageoires pectorales sont indispensables à l'animal pour conserver son équilibre, qui sans cela serait instable; car toutes les parties pesantes sont situées sur le dos, et, sitôt qu'un Cétacé meurt, il se renverse immédiatement le ventre en l'air, les nageoires devenant inertes. L'aileron dorsal sert aussi à maintenir l'animal dans sa position naturelle. On peut remarquer qu'il est surtout saillant dans les espèces à formes effilées et auxquelles il faut un adjuvant utile pour les aider à conserver leur position normale dans l'eau. Comme vitesse, on estime que la Baleine fait trois lieues marines à l'heure.

A ces notions sur la locomotion, ajoutons un seul mot au sujet du repos.

On prétend, toutefois sans en donner grandes preuves, que les Cétacés sont diurnes, et qu'ils s'élèvent sur l'eau pour dormir.

DESCRIPTION DU SQUELETTE.

Avant d'aborder l'exposé des caractères tirés du squelette, nous devons, pour faciliter l'intelligence de ce travail, dire quelques mots des divisions que les zoologistes ont dû faire de ces animaux, en vue de favoriser leur étude. Quand l'on pense que le nombre des espèces connues dépasse aujourd'hui le chiffre de deux cents, on comprend de quelle importance devenait une bonne classification, pour s'y reconnaître. Devant donner, au cours de ce livre, les caractères généraux des plus importantes espèces, nous nous bornerons à dire dès à présent que, d'après l'ensemble des plus récents travaux, on peut diviser les Cétacés en deux grands groupes, qui sont :

1° Les Mysticètes, comprenant tous les Mammifères qui ont des fanons en place de dents, animaux toujours de grande taille et peu variés dans leurs caractères. Tels sont les Baleines, les Mégaptères, les Balénoptères ;

2° Les Cétodontes, qui sont pourvus de dents véritables, uniradiculées et préhensiles, ainsi qu'on le voit dans les Cachalots, les Dauphins, les Narwhals, etc.

Cette grande scission, si naturelle du reste, une fois établie, il sera facile d'opposer chacun de ces deux genres à l'autre, et de faire ressortir ce qui, dans leur construction, les différencie le plus profondément.

Squelette. — Le squelette est, chez les Cétacés, la partie du corps actuellement la mieux connue. Bien qu'il nous reste encore beaucoup à apprendre, et que, notamment, plusieurs espèces nouvelles soient mal déterminées, par suite de l'insuffisance des matériaux ostéologiques, on peut dire que d'immenses travaux ont été accomplis, qui ont eu pour but l'étude de ces débris si importants.

La gloire d'avoir entrepris les premiers efforts sérieux pour améliorer l'état de nos connaissances sur ce point revient tout entière à Cuvier, qui fut le fondateur de la collection cétologique du Muséum.

Avant lui, le Jardin du Roi n'avait recueilli que deux pièces de quelque importance, à savoir : le Cachalot d'Audierne, échoué en 1784, et une tête osseuse de Rorqual. Mais, dès 1822, l'impulsion communiquée avait été si considérable qu'on pouvait regarder, à cette époque, la connaissance de la plupart des Delphinidés comme un fait acquis.

Il en était de même de l'histoire du Narwhal et de celle de l'Hyperoodon ; des matériaux avaient été laborieusement amassés également, pour la description des Balénidés, et le savant anatomiste avait déterminé et nommé le fossile de la rue Dauphine (*Balæna Lamanonis*).

Avec Cuvier, et après lui, de Blainville et Geoffroy-Saint-Hilaire, en France, Eschricht et Steenstrupt, en Danemark, contribuèrent activement à l'augmentation de nos richesses cétologiques.

De nos jours, enfin, cette tâche est vaillamment continuée par les professeurs H. Flower, Turner, Van Beneden et Gervais, qui ont entrepris de nombreux voyages et recueilli une immense quantité de documents nouveaux.

Grâce à tous ces efforts, il existe aujourd'hui en Europe cinq grandes et riches collections de ces animaux, offrant ainsi des matériaux inappréciables pour leur étude. Ce sont :

Le musée de l'Université, à Copenhague ;

Le collége des chirurgiens, à Londres ;

Le musée du collége de Louvain et celui de Bruxelles ;

La collection du Muséum de Paris ;

Le musée de Leyde.

Crâne. — En comparant le crâne d'une Baleine à celui d'un Dauphin, il est facile de se rendre compte immédiatement de la perturbation immense apportée, dans l'économie de cet ensemble de pièces osseuses, par la présence de fanons. La prépondérance des maxillaires supérieur et inférieur, le refoulement violent, et de bas en haut, des os du nez et de leurs satellites, l'élargissement général et transverse de la cavité crânienne sont des caractères qui différencient considérablement les Mysticètes des Cétodontes. Mais il en est d'autres dont nous avons également à parler.

Il existe, dans l'ensemble de la construction du crâne, une asymétrie très-remarquable : plusieurs os empiètent les uns sur les autres, se recouvrant comme des écailles, et déterminant une amplitude plus grande des os du côté droit, le plus généralement. Cette anomalie, qui atteint principalement l'intermaxillaire et le maxillaire supérieur, n'est pas due à une déformation survenue dans le jeune âge : elle s'observe déjà dans le fœtus, et c'est une caractéristique très-importante des Cétacés, que l'on peut juger, par l'aspect des pièces fœtales, ce que sera l'animal plus tard, car, telles sont ces pièces à ce moment, telles elles se conserveront sans modification au point de vue de la forme.

Les Ziphioïdes sont ceux qui présentent cette asymétrie au maximum d'effet, et c'est chez les Baleines que le minimum s'observe.

Les Cétologues ont donné à l'ensemble des pièces maxillaires supérieures, chez les Mysticètes, le nom de rostre. Suivant la plus ou moins grande courbure de ce rostre, la torsion plus ou moins violente qui affecte les branches du maxillaire, on a pu en déduire des caractères suffisants pour créer des espèces nouvelles.

Ainsi que nous l'avons dit plus haut, les os propres du nez se réfléchissent et s'élèvent, au-dessus des fosses nasales, en forme de voûte chez les Mysticètes, tandis que l'on n'observe rien de semblable chez les Cétodontes. Chez les Ziphioïdes, le vomer est très-développé et présente une sorte de carène qui, de la base du sphénoïde, s'en va, suivant le cartilage du rostre, se terminer entre les maxillaires et les intermaxillaires.

Chez les Cétodontes, les os propres du nez ne sont guère que des tubercules osseux appliqués sur le frontal, et leurs narines, séparées par une crête osseuse fournie par la face supérieure de l'ethmoïde, sont inégales entre elles.

Chez les Baleines, plus spécialement que chez les autres Mysticètes, on observe la soudure de l'occipital avec les pariétaux, et le premier de ces os, se relevant, forme la voûte du crâne.

Les frontaux, articulés au temporal, présentent toujours une gouttière qui donne passage au nerf optique.

Les Baleines et les Ziphioïdes sont les seuls qui possèdent des os lacrymaux distincts.

Le temporal occupe la partie antérieure et latérale du crâne, présentant une surface articulaire pour la mandibule.

Le rocher offre des caractères particuliers assez importants. Outre qu'il est d'une dureté très-grande, on le trouve, suivant les espèces, tantôt soudé, comme chez les Mysticètes, tantôt inséré à glissement, et comme en tenon, dans la portion mastoïdienne, notamment chez le *Ziphius indicus*. Dans la décomposition des parties molles, il se sépare souvent chez les Cétodontes, n'étant fixé que par des expansions fibreuses. Ce fait a son importance en paléontologie, où l'on a souvent l'occasion d'étudier des caisses tympaniques, trouvées isolément, et en l'absence de tout autre débris du squelette.

Dans toute la division des Mysticètes, les maxillaires inférieurs sont doubles. Chez les Cétodontes, ils sont formés de deux os séparés, unis par une symphyse d'étendue variable, parfois ossifiée en partie. Chez les Cétodontes, les intermaxillaires sont très-développés et rarement symétriques. Suivant les genres, ils présentent également, tantôt des dents, tantôt un sillon qui raye toute leur étendue, et qui, recouvert par le tissu gingival, reçoit l'extrémité libre des fanons qui vont s'y appliquer. Le canal dentaire est, chez les Cétodontes, largement ouvert, en avant des condyles articulaires.

Chez tous les Cétacés les palatins sont distincts. On observe, chez plusieurs Baleines, que la mâchoire inférieure, fortement convexe, déborde considérablement la mâchoire supérieure; de plus, on compte plusieurs trous mentonniers, tandis qu'il n'en existe qu'un petit nombre chez les Cétodontes.

Bien que la dimension du trou occipital soit en rapport avec les espèces, il est plus développé, toutes choses égales d'ailleurs, chez les Dauphins que partout ailleurs.

L'os jugal présente aussi des différences marquées chez les Mysticètes; un os allongé et légèrement courbé forme la partie orbitaire inférieure, tandis que chez les Cétodontes il consiste en un os styliforme très-grêle et très-légèrement courbe, s'articulant avec le temporal et le maxillaire.

Avant de quitter la description des os du crâne, disons tout de suite que chez les individus du genre Physeter, les réservoirs à blanc de Baleine ont, pour partie essentiellement constituante, une cavité, due au redressement des bords externes des maxillaires, et complétée par des cartilages cloisonnés s'appuyant en arrière sur l'occipital, formant, en dessus, une sorte de voûte dont les parois s'endurcissent, au point de devenir osseuses dans la vieillesse de l'animal.

L'os hyoïde est représenté, tantôt par une pièce d'apparence scutiforme et arrondie, tantôt par une pièce osseuse courbée, portant deux appendices latéraux libres et représentant les deux grandes cornes. Les petites sont représentées par deux autres rudiments osseux.

Colonne vertébrale. — L'atlas, chez les Cétacés, est énorme, si on le compare à celui des autres mammifères.

La portion cervicale de la colonne vertébrale est presque toujours composée de 7 vertèbres, tantôt soudées, genres Balæna, Physeter, Hyperoodon, Delphinus, tantôt libres, genres Mégaptère et Balénoptère. Quelquefois cette soudure n'affecte qu'un petit nombre de pièces. C'est ainsi que le *Delph. longirostris* n'a que ses deux premières cervicales soudées. Les apophyses épineuses supérieures manquent dans la région cervicale, mais se développent et atteignent leur maximum de longueur dans la région lombaire ; on en trouve encore sur les premières caudales, et ce n'est que sur les dernières qu'elles disparaissent.

Les apophyses transverses sont normales, celles des vertèbres lombaires sont dirigées obliquement et en arrière, elles sont perforées à leur racine, dans la région caudale, par un canal qui livre passage aux branches dorsales de l'artère sacrée. Les apophyses articulaires ne sont bien développées que sur les deux tiers antérieurs de la région dorsale.

Les Cétacés sont les seuls mammifères qui n'aient pas de région sacrée, distincte, des régions lombaire et caudale.

On observe généralement, chez les Cétacés pourvus seulement d'un petit nombre de vertèbres, que le diamètre du corps vertébral augmente dès les premières dorsales ; de la 7e à la 23e l'accroissement est régulier, excepté entre la 10e et la 14e, où il semble y avoir un moment d'arrêt. Dès la 44e la décroissance se fait sentir jusqu'à la dernière.

Le nombre des vertèbres est toujours considérable ; il varie de 40 à 68, suivant les espèces.

Cuvier a fait connaître les nombres suivants :

Physeter macrocephalus :

Cervicales	7
Dorsales	14-15
Lombo-caudales	38-39

Rorqual de la Méditerranée (R. Musculus) :

Cervicales	7
Dorsales	14
Lombaires	15
Caudales	15

Delphinus Delphis :

En tout	67

M. H. Flower a trouvé dans le *Delphinus Sinensis :*

Dorsales	12
Lombaires	10
Caudales	22

Sans compter les cervicales, non évaluées.

Nous avons vu plus haut, qu'en arrivant dans la région caudale, les apophyses disparaissent du corps des vertèbres, mais des os nouveaux apparaissent pour les remplacer; ce sont les os dits en V qui se présentent, en nombre et libres, au-dessous du corps des vertèbres, créant ainsi un canal que nous verrons plus tard parcouru par des plexus veineux et artériels.

Les côtes, en nombre variable, sont remarquables par leur grande courbure. Toutes, ou les postérieures seulement, ne sont fixées qu'aux apophyses transverses.

Chez les Cétodontes, les premières côtes prennent insertion sur les vertèbres et non sur leurs apophyses transverses.

Chez les Dauphins et chez le Marsouin, la dernière ou les deux dernières côtes sont séparées des vertèbres, ou de leurs apophyses, par un intervalle assez considérable. Leur nombre varie de onze à seize chez les Balénoptères. Dans le genre *Balæna,* elles n'ont jamais une double surface articulaire ; les premières n'ont ni col ni tête; celles du milieu ont un col rudimentaire, mais la tête n'arrive pas jusqu'au corps de la vertèbre, les dernières s'articulent directement par la tête seule aux apophyses transverses.

Membres. — Un caractère essentiel des os chez les Cétacés, c'est qu'ils n'ont pas de moelle, qu'ils sont spongieux et tout imbibés de graisse.

La clavicule manque chez les Cétacés. L'omoplate est très-large et varie avec les espèces. L'apophyse coracoïde manque chez les Rorquals, le Plataniste. Il existe, chez les Baleines et chez les Balénoptères, une apophyse coracoïde et un acromion fort développés.

Le sternum est court, large, et présente sur les côtés une paire de pièces osseuses accessoires. Il est terminé en pointe, en arrière, dans le genre Mégaptère.

Chez les Mysticètes, il a la forme d'un bouclier et n'est composé que d'une seule pièce, à deux points d'ossification, tandis que chez les Dauphins, les Marsouins et les Cétodontes en général, plusieurs pièces entrent dans sa formation.

Chez les Cétacés l'appareil articulaire n'existe que pour l'épaule et le coude, les autres os sont noyés et immobilisés dans une sorte d'enveloppe fibro-cartilagineuse.

L'humérus est très-court chez les Balénoptères ; on le trouve comprimé, et les os de l'avant-bras sont le double en longueur de ceux du bras.

Chez le Cachalot, le radius et le cubitus sont soudés en

partie, et en général, chez tous les Cétacés, ils sont courts, larges et aplatis.

Les os du carpe sont en nombre variable, sept chez la Baleine, cinq pour le Dauphin.

Les Cétacés ont au minimum quatre doigts, et les vraies Baleines cinq.

L'index possède le plus grand nombre de phalanges chez les Cétodontes, soit treize; tandis que chez les Mysticètes c'est le médian, soit quatre.

Les membres postérieurs manquent; ce qui les représente, ce sont des rudiments du bassin. Chez les Dauphins, ils consistent en deux petits os longs et minces, perdus dans les chairs, l'un à droite, l'autre à gauche de l'anus. Chez la Baleine, à l'extrémité de ces os, qu'on peut comparer à des vestiges d'iléon, se trouve associé un second petit os plus petit, et arqué. Peut-être doit-on y voir un commencement d'ischion ou de pubis. Quelquefois on rencontrera aussi un tibia et un fémur rudimentaires.

TUBE DIGESTIF ET ANNEXES.

Si, continuant à étudier par comparaison, nous opposons les diverses parties du tube digestif d'un Mysticète aux analogues d'un Cétodonte, nous observerons des caractères très-importants, dus à la différence d'alimentation.

Tout d'abord, nous voyons que les Mysticètes, qui se nourrissent presque exclusivement de petites espèces animales, appartenant aux familles des Crustacés, des Ptéropodes, etc., étant dans la nécessité de déglutir une grande quantité de ces animaux chaque fois, doivent présenter un développement de l'appareil buccal bien plus considérable que ne le comportent les habitudes des Cétodontes, qui, pourvues de dents préhensiles, se livrent à la chasse des poissons et des mollusques mous. Chez les premiers, la bouche ouverte offre l'aspect d'un large entonnoir, dont l'orifice le plus grand est tourné vers le dehors; ses parois, un peu comprimées latéralement, sont munies d'une sorte d'armature criblante, sur laquelle nous aurons à revenir, et qui a reçu le nom de fanons.

Le plancher de cette cavité reçoit la langue, et les bords extérieurs soutiennent une lèvre bilobée, appelée lippe, très-mobile, qui, en se relevant, s'applique sur les fanons, mais pas dans toute l'étendue de leur hauteur.

Le fond de la cavité montre que, grâce à l'étroitesse de l'isthme du gosier, les Mysticètes peuvent vivre dans l'eau la bouche ouverte, sans que ce liquide y pénètre. Cette disposition est due à la présence d'un muscle pharyngien formé de fibres circulaires et longitudinales, continuation de celles de l'œsophage.

Chez les Cétodontes, la forme effilée des maxillaires inférieurs donne à la bouche des configurations extrêmement variées. Mais toujours la cavité est de dimension bien moindre que celle des Mysticètes.

Langue. — La langue occupe tout l'intervalle situé entre les deux branches du maxillaire inférieur. Elle est fixée dans presque toute l'étendue de sa face inférieure; elle est large, plate, frangée sur une partie de ses bords. Elle n'est pas protractile.

Cet organe, composé en entier de petites masses musculaires, noyées dans une quantité considérable de graisse, atteint un grand volume et pèse, chez la Baleine, plusieurs centaines de kilogrammes; parcourue par un grand nombre de vaisseaux sanguins, elle est turgide et peut, au gré de l'animal, se gonfler prodigieusement et occuper toute la cavité buccale, ou s'aplatir et laisser cette cavité presque complétement libre.

Les dimensions qu'on lui a vues, chez les Baleines, ont été

jusqu'à 8 mètres de long, sur 3 à 4 de large. Cet organe, recherché pour la fabrication de l'huile dite de baleine, peut rendre, dans ces conditions, jusqu'à six tonneaux de ce corps gras.

Une bande étroite et impaire de tissu musculaire représente, chez les Dauphins, les muscles sterno-hyoïdiens. Quant aux omo-hyoïdiens, ils existent chez tous les Cétacés.

Système dentaire. — Chez les Rorquals, on a observé qu'il existe, sous le plancher de la bouche, une poche membraneuse longue de plus de 2 mètres, et pleine d'air, dont l'usage n'est pas connu.

La membrane muqueuse qui tapisse la voûte palatine nous offre un nombre très-considérable de rides ou bourrelets transversaux plus ou moins saillants. Latéralement aussi on trouve de ces plis en grand nombre, mais on observe qu'entre ces lignes la membrane se prolonge en forme de lame frangée sur les bords. La face interne des joues se montre garnie d'un grand nombre de papilles coniques.

Chez les Hyperoodons, on a signalé des appendices en forme d'épines garnissant toute la voûte du palais. Cette formation papillaire, si curieuse, nous amène à parler ainsi du système dentaire.

Les dents proprement dites manquent chez les Mysticètes. Toutefois, MM. Geoffroy Saint-Hilaire et Eschricht ont trouvé dans des fœtus de *Bal. Mysticetus*, de *Mégapt. longimana, de Balænopt. rostrata*, des vestiges d'un système dentaire fort semblable à celui des Delphinidiens, mais avorté de fort bonne heure.

Dans les animaux du groupe des Cétodontes, les dents sont recouvertes par une couche d'émail ou de cément, elles sont généralement uniradiculées, ne se correspondent pas entre elles, mais bien avec des espaces vides situés entre deux dents consécutives. Ces animaux ont des incisives, des canines et des molaires, mais toutes de même forme.

Il n'y a pas chez eux de dents de remplacement, elles forment une seule rangée et sont permanentes.

Leur forme est communément celle d'un petit cône, à bord circulaire ou comprimé. Owen, en observant la structure de ces dents, a désigné sous le nom de lignes de contours une sorte de stratification de l'ivoire, marquée surtout dans la couronne et indiquée sur des coupes longitudinales, par des lignes courbes sensiblement parallèles, sur des coupes transversales par des anneaux. Ces lignes résultent de ce que l'ivoire s'est déposé, couche par couche, et sont très-distinctes chez tous les Cétodontes.

Chez le Plataniste, les dents sont très-comprimées à leur base, et, en s'usant, leur couronne présente des surfaces mousses, au fur et à mesure qu'on avance vers le fond de la bouche.

La dentition du Cachalot offre cette particularité, qu'il ne se développe pas de dents à la mâchoire supérieure, alors que l'inférieure montre des dents coniques et préhensiles en grand nombre.

D'une analyse des dents du Dauphin, il résulte qu'elles contiennent 73,6 pour °/₀ de matières inorganiques.

Parmi les Cétodontes, il est un mode de dentition qui mérite qu'on s'y arrête un instant, c'est celle du Narwhal. (*Monodon monoceros.*)

Dans ce Cétacé, une dent longue de 2 à 2^{m} 50, lacérante, pourvue d'une forte couche de cément, sort du maxillaire supérieur gauche, se dirigeant horizontalement en avant, et forme une arme puissante.

De composition éburnéenne, elle est sillonnée par une ligne spirale creuse, marchant de droite à gauche et se prolongeant jusqu'à son extrémité.

Par suite d'une ossification rapide du bulbe, qui en opère

ainsi l'avortement, la dent correspondante du côté droit ne se développe pas. Elle est représentée, dans l'alvéole, par une pièce osseuse d'environ 0m 20 de longueur.

Chez la femelle, les deux dents restent à l'état embryonnaire, dans leurs alvéoles, respectivement correspondantes à celles du mâle.

Il arrive aussi quelquefois, quoique très-rarement, que les deux dents défensives se développent également; ce fait a été observé chez des mâles et chez des femelles. Il en existe un exemple dans une tête déposée au Muséum. (J. W. Clark, *Procedings,* 1871, p. 42.)

L'étude de l'embryon révèle un fait intéressant. Dans le fœtus, on observe, lorsqu'il est presque à terme, une petite saillie du bord antérieur de chaque maxillaire, c'est l'extrémité de chacune des deux dents; elles ont la forme d'un cône allongé de 0,0065mm, et sont également couvertes jusque près de la pointe par l'ivoire et la couche cémenteuse.

En outre, il existe deux autres dents, caduques de bonne heure, n'atteignant jamais plus de quelques millimètres et formant les complémentaires des deux premières.

Le nombre des dents est variable, non-seulement suivant les espèces de Cétodontes, mais souvent dans la même espèce.

Certains d'entre eux en ont jusqu'à deux cent cinquante. Quelquefois les dents tombent à l'âge adulte et les alvéoles se comblent.

Voici quelques formules dentaires de ces animaux :

Delphinus Tursio $\frac{25}{24}$

— *Rostratus* $\frac{21}{20}$

— *Orca* $\frac{11}{12}$

Delphinus Delphis $\frac{45}{75}$

— *Phocœna* $\frac{13}{11}$

Inia Boliviensis $\frac{132}{132}$

Physeter macrocephalus :

Mâchoire inférieure = 54.

Comme exemple de variations dans une même espèce, on peut citer :

le *Phocœna crassidens* avec les formules suivantes :

$$\frac{10-10}{10-10} \quad \frac{10-9}{10-10} \quad \frac{9-9}{10-10} \quad \frac{9-9}{9-9} \quad \frac{8-8}{10-10}$$

Dentition des Mysticètes. — L'armature buccale des Baleines, qui peut servir de type, porte le nom d'odontoïdes. Les fanons sont formés par une simple modification du tissu épithélique de la membrane muqueuse palatine. La matière cornée, produite par cette couche épithélique, constitue une série de lames falciformes, verticales, libres par leur extrémité et maintenues, à leur base, dans une couche commune. Leur constitution est simple, elle résulte de la soudure de fibres longitudinales, juxtaposées, nées chacune d'un bulbe provenant de la muqueuse gingivale et pouvant être assez facilement séparées.

Leurs deux faces, assez unies, présentent cependant de très-légers renflements transversaux, que les baleiniers expérimentés estiment correspondre à l'âge des Cétacés qui les possèdent. Ces lames ainsi constituées descendent presque verticalement, et forment, de chaque côté de la bouche, un assemblage de cloisons parallèles. Leur bord convexe est en dehors; leur bord concave, généralement effilé, est en dedans.

Leur base présente, dans une petite cavité, une substance molle, regardée comme la matrice ou l'ensemble des matrices du fanon.

Leur longueur varie suivant les espèces, et, chez un même individu, ceux de la série externe sont les plus longs. En outre, en commençant par l'extrémité antérieure du rostre, on observe que les fanons sont d'abord un petit bouquet de fils déliés; puis, peu à peu, ils s'allongent progressivement jusqu'aux deux tiers de la longueur totale de la branche maxillaire. Arrivés en ce point, ils s'abaissent, et la courbure de leurs pointes augmente.

L'ensemble des extrémités de cet appareil diviseur se loge, lorsque la bouche est fermée, entre la face interne de la mâchoire inférieure et la langue.

Dans le *Balænoptera musculus*, les fanons sont placés obliquement en dehors, au-dessus des maxillaires inférieurs.

On connaît leur couleur gris noirâtre; elle est assez généralement constante.

Toutefois, dans le *Balænoptera rostrata*, ils sont toujours d'un blanc jaunâtre, ou bleuâtres, dans quelques autres espèces.

On a observé également des individus, d'une même espèce, présentant des fanons antérieurs blancs et les autres noirs.

Chez le Mysticète du Groënland, on trouve des fanons striés de blanc.

La composition chimique de ces lames élastiques, faite par Fauré, ne paraît pas très-différente des analyses de la corne, et donne, pour cent parties :

Matière animale, soluble dans l'eau bouillante et contenant un peu de gélatine.	8,7
Matière animale, soluble dans Ko caustique. . .	80,8
Matières grasses.	3,7
Chlorures de sodium, de calcium.	1,9
Sulfate de soude et magnésie.	1,1
Phosphate de chaux, soufre, oxyde de fer, silice.	1,1
Perte.	2,7

NUTRITION DES CÉTACÉS.

Lorsqu'un Mysticète s'avance dans un banc de ces petits Crustacés dont il fait sa nourriture, et qui souvent a quinze et vingt lieues de longueur d'un seul tenant, sur quelques lieues de largeur et trois à quatre mètres d'épaisseur, il a la bouche ouverte. L'eau y pénètre avec les petites espèces animales, elle en ressort bientôt par les intervalles qui séparent les lames criblantes, tandis que les animalcules sont arrêtés par les brins de chevelu provenant de chaque fanon. Gonflant ensuite sa langue, l'animal réunit le bol alimentaire, contre la voûte du palais, et, en faisant ainsi sortir toute l'eau, il le déglutit, pour ainsi dire, à sec.

Les baleiniers ont donné à la pâture de la Baleine le nom de boëte.

L'aspect de ces petits Crustacés, retirés de l'eau, est assez bien celui de la sciure du bois de campêche mouillé (Thiercelin).

La principale nourriture des animaux du genre Mégaptère consiste en Gades, en Mallotus, en Limacines, etc.

Quant à la manière dont les Cétodontes effectuent leur nutrition, on en aura une suffisante idée, d'après ce qui suit, du Cachalot.

Il se nourrit en happant sa proie ; il passe, la gueule ouverte, saisit les poissons ou les mollusques à sa portée, et presse ensuite fortement ses mâchoires. Ses dents déchirent la victime, et, pendant ce temps, la langue se gonflant en avant a expulsé toute l'eau; alors le bol alimentaire chemine au travers du pharynx glissant sur la base de la langue abaissée en arrière.

Des Mollusques céphalopodes, tels que les Poulpes, les Sèches, quelques poissons, constituent essentiellement la base de la nourriture de ces animaux.

Estomac. — D'après les recherches de Cuvier et de Duvernoy, il semble évident que les Cétacés sont privés de glandes salivaires.

Le fait a été vérifié dans le Dauphin, le Marsouin, le Narwhal.

Les amygdales se composent d'un grand nombre de canaux courts ramifiés dont les orifices sont disséminés sans ordre.

L'œsophage est court et large.

L'estomac est multiloculaire; il y a toujours trois poches distinctes se succédant quelquefois, plissées profondément et laissant croire tout d'abord à l'existence de 5-6 estomacs.

Le nombre qui paraît être le plus constant est celui de trois. Les Baleines et les Cachalots n'en possèdent que trois.

Chez l'Hyperoodon, on trouve, à la suite de l'œsophage, une poche revêtue d'une tunique épithélique épaisse, munie de renflements digitiformes, percée dans le voisinage du cardia, d'un orifice circulaire, donnant accès dans un second estomac, à parois fortement plissées : cette seconde cavité est en communication avec un troisième estomac qui débouche dans un long tube terminé au pylore.

D'après la structure de ce pseudo-quatrième estomac, on a été ramené à le considérer comme une simple dépendance du troisième.

Cette disposition s'observe chez le *Delphinaptera beluga*, chez le Marsouin, etc.

L'intestin se divise en intestin grêle et en gros intestin : chez les Dauphins, il n'est pas possible de préciser la limite de ces deux parties. Il n'y a non plus, chez eux, aucune trace de cœcum, ni de valvule iléo-cœcale.

En général, chez les Cétacés, la muqueuse intestinale présente beaucoup de plis longitudinaux recoupés par des rides transversales, qui produisent ainsi un aspect réticulé, et donnent naissance à un système d'alvéoles celluleuses. Cette disposition remplit souvent le rôle de valvules et s'oppose au retour des aliments. Elle s'observe notamment chez l'Hyperoodon.

La tunique muqueuse de l'intestin offre, chez le Marsouin, une certaine quantité de plis plus ou moins sinueux dirigés dans toute la longueur du tube.

Les valvules conniventes sont très-grandes, obliques, souvent disposées en spirale.

APPAREILS ANNEXES.

Foie. — Le foie est petit chez les Cétacés, il se divise en deux lobes plus ou moins distincts. La vésicule du fiel manque chez eux.

Rate. — La rate est composée de 2 à 6 lobes, séparés chez le Marsouin. Chez les Dauphins, en général, elle est multilobulée.

Pancréas. — Il existe un pancréas situé un peu au-dessus de la rate, et au voisinage du premier renflement stomacal ; mais nous ne possédons point de bonnes descriptions de cet organe, qui paraît divisé en deux lobes.

APPAREIL URINAIRE.

L'appareil urinaire se compose :

De reins à structure complexe,

D'un uretère aboutissant à une vessie,

D'un canal évacuateur des produits de sécrétion.

L'orifice intérieur qui livre passage aux urines est toujours distinct de l'ouverture anale.

Le rein est toujours un organe compacte, composé d'un grand nombre de lobes distincts, pourvus chacun de leur capsule propre. La totalité de l'appareil est logée dans une enveloppe commune.

On n'observe que peu de différence dans leur situation. Cependant le rein droit est placé un peu plus loin du bassin que le gauche, chez les Dauphins.

Chez le Marsouin, chaque rein est divisé en un nombre considérable de lobes très-distincts, évalués à près de 160.

Dans un fœtus de Baleine, Eschricht a compté environ 3,000 lobulins, réunis en un certain nombre de groupes destinés à former des lobes chez l'adulte.

Chez le Marsouin, chacun des lobules isolés, constitué par une couche de substance corticale, encapuchonnant un cône formé de substance médullaire, a son sommet en saillie dans la portion initiale d'un uretère, analogue à un calice qui serait isolé, s'embranchant directement sur l'uretère au lieu d'aller se confondre avec ses congénères dans un bassinet commun.

Nous ignorons complétement les actes physiologiques de la digestion, les fonctions des organes que nous avons décrits et la mesure de leurs produits de sécrétion. Une seule chose nous est connue, la condition des produits excrémentitiels. Les fèces, chez les souffleurs, et en général chez tous les Mysticètes, sont colorées en rouge intense, tellement que cette couleur pourrait être utilisée. Le motif de cette coloration doit être recherché dans celle même de la nourriture ou boëte, formée, comme on sait, de petits Crustacés d'un rouge foncé et dont la longueur n'excède pas 1 millimètre.

APPAREIL CIRCULATOIRE.

L'organe central de la circulation, chez les Cétacés, est un cœur à quatre cavités.

Sa position est généralement très-antérieure par rapport aux organes sous-jacents.

Il est large et déprimé, surtout chez les Baleines. Il est adhérent au diaphragme par son péricarde.

Chez le Marsouin, il existe une séparation bien remarquable des deux ventricules, et qui les fait ressembler à deux cônes, libres sur les $\frac{2}{3}$ de leur longueur; en outre ce Cétacé, ainsi que le Dauphin, se fait remarquer par la grosseur des colonnes charnues du ventricule.

D'après les travaux de Meckel, il n'y aurait point de valvure d'Eustachi, chez les Dauphins. Dans le jeune âge, la communication existe par le trou de Botal; mais son oblitération s'opère d'assez bonne heure, ainsi que Jakson et Eichwald l'ont constaté, le premier sur un jeune Cachalot; le second sur un Marsouin.

Mais ce qui caractérise essentiellement l'appareil circulatoire chez ces animaux, c'est la tendance que montrent les circuits veineux et artériels à se diviser et se ramifier prodigieusement, produisant ainsi des plexus fort riches, véritables magasins d'oxygène et d'une utilité absolue pour des animaux dont la durée du séjour sous l'eau peut atteindre jusqu'à 50 ou 60 minutes.

Voici maintenant les principales modifications des deux circulations.

L'aorte, toujours courte, présente une dilatation, constatée chez le Dauphin et chez le Narwhal ; elle émet une paire d'artères branchio-céphaliques, d'où sortent les sous-clavières et les carotides.

En outre, du tronc branchio-céphalique droit, sortent une artère thoracique postérieure, une artère carotide cérébrale et une carotide externe, qui, devenue artère sous-clavière, donne naissance à l'artère mammaire.

Chez le Marsouin, à leur entrée dans le crâne, les carotides cérébrales constituent un plexus très considérable, envoyant des artères à la dure-mère et au cerveau.

Ce plexus est en communication avec le plexus costal, d'après Stannius.

La portion terminale de l'aorte caudale, étudiée spécialement par de Baër, se montre entourée d'un plexus vasculaire, absolument comme si elle était logée dans une gaîne; il s'étend ainsi jusque auprès de la nageoire caudale et donne naissance, à droite et à gauche, aux artères lombaires.

Ce sont les os, dits en V, qui reçoivent, dans l'espèce de canal sous-vertébral, qu'ils forment, ce tronc artériel ainsi enveloppé.

Sur la paroi dorsale du thorax, il existe deux énormes plexus vasculaires, formés par une multitude d'artérioles, fournies par des branches de l'aorte, se ramifiant et entourant les artères intercostales.

Découverts par Tyson, chez les Marsouins, ces plexus ont été fort différemment interprétés; c'est à Breschet et à Stannius que reviennent le mérite de l'étude de leur disposition et la connaissance de leur véritable caractère.

Une artère thoracique, née de l'aorte et du tronc brachio-céphalique, donne naissance aux artères intercostales des cinq premières paires. Pour la sixième, la septième et la huitième, ce sont des troncs impairs provenant de l'aorte.

Dans leur parcours dorsal, les intercostales donnent aussi

naissance à un grand nombre de rameaux flexueux, se pelotonnant et formant un plexus qui s'étend des côtes jusqu'à la partie dorsale de la colonne vertébrale. Il est surtout très-étendu vers le cou et se relie au plexus cervical.

Celui-ci reçoit, dans sa composition, des vaisseaux thoraciques et dorsaux.

Les premiers sont fournis par les artères thoraciques postérieures, et par les deux troncs qui se détachent de l'aorte, en avant de celui qui donne naissance aux intercostales.

Les seconds le sont par l'artère méningée spinale, venue de l'artère carotide; les branches fournies ainsi au plexus dorsal sortent par les trous de conjugaison vertébraux.

Si, ensuite, nous observons les artères spermatiques, nous les voyons former aussi des plexus très-remarquables.

A cause de l'absence des membres postérieurs, les artères iliaques font défaut.

On pourrait caractériser les Cétacés, suivant l'expression de M. H. Milne Edwards, en disant que ce sont des mammifères ayant une veine cave supérieure, point de veine azygos, ni de veine hémi-azygos.

Si nous étudions maintenant le système de la circulation veineuse, nous voyons que la tendance à la formation en plexus devient telle que, chez les Marsouins, par exemple, toutes les veines ordinaires sont remplacées par cette modification organique.

En règle générale, et pour prendre un exemple, on peut dire que, chez les Marsouins, à l'exception des troncs principaux, toutes les veines ordinaires sont remplacées par des plexus.

Chez les Dauphins, le sang revient de la région caudale, par un grand plexus aboutissant à la veine cave.

Il existe un plexus veineux, appartenant au rectum. Dans la région lombaire, il existe, de chaque côté, trois autres plexus veineux; un autre, fort remarquable, se montre autour de l'évent et à la mâchoire supérieure.

APPAREIL RESPIRATOIRE.

La construction de la cavité thoracique présente, chez les Cétacés, bon nombre de particularités tout à fait caractéristiques.

D'abord, par suite de l'ossification rapide des cartilages costaux, et de la courbure spéciale des côtes, la brièveté du sternum détermine l'allongement en arrière et, par suite, l'obliquité de la base du cône formée par la cavité thoracique.

Les poumons, étendus en arrière, atteignent, dans leurs limites inférieures, jusqu'au voisinage de l'ombilic, tandis que les viscères, refluant à l'avant, s'étendent au-dessous des poumons, apportant ainsi leur concours au déplacement du corps dans l'acte de la locomotion.

Chez tous ces animaux, la trachée est très-courte, mais sa largeur est fréquemment en rapport avec sa longueur. Chez les Marsouins, elle est deux fois aussi longue que large. Chez le Cachalot, elle a, suivant Jackson, $0^{m}22$ de long sur $0^{m}11$ de large.

Cette première partie de l'appareil respiratoire est formée essentiellement de cartilages s'ossifiant rarement.

La glotte fait saillie au fond du pharynx et s'élève jusqu'auprès des arrière-narines. Là elle est embrassée par le voile du palais, établissant ainsi une communication entre cet organe et les fosses nasales. De plus, cette disposition ne s'oppose pas au passage des aliments. A Hunter revient le mérite d'avoir bien décrit l'organisation de ces différentes parties.

L'épiglotte, variable dans sa forme, est généralement grande.

Chez les Dauphins et chez le Narwhal, elle est confondue,

jusqu'à son sommet, avec les deux cartilages aryténoïdes, et forme ainsi un tube pyramidal, faisant saillie dans les narines postérieures.

Le voile du palais existe, chez tous les Cétacés, avec un assez grand développement.

Par suite des habitudes purement aquatiques de ces animaux, il était naturel de prévoir que la terminaison antérieure de l'appareil respiratoire devait subir des modifications importantes.

En étudiant la structure du crâne, nous avons montré les os propres du nez et les fosses nasales, se réfléchissant de bas en haut, et venant se terminer au sommet de la tête. L'on voit en outre les fosses nasales, parallèles d'abord, s'écarter ensuite légèrement près de leur extrémité libre, et se terminer par une ouverture unique en croissant, ou par deux fentes généralement en forme d'S, qui trouent les téguments externes : ce sont les Évents. La convexité de ces deux fentes est, le plus généralement, tournée en dehors, et elles sont placées à quelques centimètres l'une de l'autre ; un sphincter formé de tissu graisseux et de quelques prolongements musculaires se montre au pourtour de ces ouvertures. Chez le Cachalot, on l'observe presqu'à l'extrémité du nez, tandis que, chez la Baleine, il se montre vers le tiers antérieur du même organe.

Des renflements, rappelant la manière d'être des cornets chez l'homme, se montrent à l'extérieur des évents. Formés de tissu érectile et couverts d'une fine enveloppe membraneuse noirâtre, ils ont un volume suffisant pour obstruer le cornet tout entier.

M. H. Flower a donné une bonne description de l'anatomie de ces organes singuliers dans le volume des *Procedings* de la Société royale de Londres, pour 1869. Nous ne pouvons qu'y renvoyer tous ceux qui seraient désireux de compléter leurs connaissances sur ce sujet.

Dans la plupart des Cétodontes, chez les Dauphins particulièrement, la terminaison de l'appareil respiratoire se montre sous la forme d'une couverture en croissant, à convexité tournée vers le cou de l'animal.

Dans les Dauphins et chez les Marsouins, le larynx forme une pyramide qui pénètre, et s'ouvre dans la partie postérieure des narines.

Le cartilage cricoïde est largement ouvert chez les Baleines.

Les cordes vocales manquent chez les Cétacés.

Rapp a signalé, dans l'espace laissé libre par l'arc du cartilage cricoïde, une glande laryngienne, dont les conduits excréteurs s'ouvrent dans la cavité du larynx.

Les anneaux trachéens sont complets chez la plupart d'entre eux; toutefois il existe des différences considérables et très-caractéristiques, suivant les espèces.

Souvent ils se soudent, entre eux, par leurs bords, quoique partiellement, formant ainsi une sorte de spirale irrégulière.

Chez les Baleines, il existe en avant une solution de continuité, et les bords libres de ces arcs trachéens sont réunis par une paroi membraniforme.

On observe en outre, chez ces animaux, surtout chez les Cétodontes, et sans qu'on puisse s'en expliquer l'usage, l'existence d'un conduit qui accompagne en dessous la trachée, et s'ouvre dans le pharynx par trois ou quatre orifices, situés de chaque côté de la glotte.

On constate également l'existence de deux poches membraneuses placées sur le côté du cartilage thyroïde; elles ne paraissent pas déboucher dans le larynx, et sont en communication avec les évents.

En se continuant, la trachée donne naissance à trois troncs bronchiques, dont un se porte à gauche, et les deux autres à droite. Cependant il n'est pas constant que ces ramifications naissent toujours à la base de la trachée, car on a constaté chez l'Épaulard que c'était vers la moitié de la longueur de la trachée qu'il prenait naissance (Barclay). Chez le Balænoptera Boops, cette branche se détache vers le tiers inférieur du tronc trachéen.

Une excellente figure de ce genre de ramification a été donnée, par Burmeister, pour l'Épiodon austral, dans le fascicule 5 des *Annales de l'Académie de Buenos-Ayres.*

Poumons. — Nous avons indiqué plus haut la position qu'occupent les poumons dans la cavité thoracique. Ces organes sont pairs, simples, très-allongés et enveloppés d'une plèvre très-forte, formée de fibres élastiques, divisée en deux feuillets, entre lesquels est interposée une couche de graisse parcourue par des vaisseaux.

Cette disposition s'observe surtout chez le Marsouin, qui présente, en outre, un commencement de scission de ces mêmes organes, sous forme de quelques fentes assez légères sur les bords.

Les cellules pulmonaires sont très-petites chez tous les Cétacés ; les cellules périphériques sont, toutefois, de dimensions doubles de celles situées plus profondément.

Hunter avait émis l'opinion que les dernières cellules des ramuscules bronchiques communiquaient entre elles, il avait été confirmé dans cette idée par les recherches de Meckel. Mais il règne encore une grande incertitude sur la véracité de cette assertion.

Scoresby est le premier naturaliste qui ait observé les phénomènes extérieurs de la respiration. Il avait évalué le nombre des inspirations, chez les Baleines, à quatre ou cinq, et, le premier aussi, il avait reconnu que ces animaux ne restent à la surface de l'eau que pendant environ deux minutes.

On doit à un observateur intelligent, le Dr Thiercelin, embarqué à bord d'un baleinier, une bonne relation de l'ensemble de ces fonctions. Suivant cet auteur, au moment où les évents arrivent à fleur d'eau, on voit s'élever, assez haut dans l'air, une double colonne de vapeur d'eau, à branches de longueur inégale, divergentes également comme le serait un V posé sur la pointe.

Au moment où les deux jets de vapeur disparaissent, les évents sont déjà sous l'eau, et la Baleine sonde, comme on dit en terme de baleinier; elle descend, faisant route d'abord presque à fleur d'eau. Cela dure de trente à quarante secondes environ. Puis bientôt les jets de vapeur réapparaissent avec la forme qu'ils avaient la première fois. Cet ensemble de mouvements respiratoires dure à peu près de huit à dix minutes. Sept ou huit jets de vapeur se sont succédé, de moins en moins puissants, excepté le dernier, qui semble avoir plus d'énergie, après quoi la Baleine commence à descendre à nouveau, mouvement qu'elle exécute avec lenteur, ne reparaissant guère que vingt ou trente minutes après, et plus même, si la Baleine a été blessée. Dans ce cas, cette absence peut durer jusqu'à cinquante minutes.

Le bruit du souffle est variable et ne peut être entendu que de quelques centaines de mètres. Mais, quand la Baleine est blessée, ce son devient grave et se perçoit jusqu'à plusieurs kilomètres.

Le phénomène de l'expiration semble devoir être beaucoup plus long que celui de l'inspiration, car le souffle commence sitôt que l'animal apparaît. Aussitôt que cette opération est terminée, il s'enfonce.

Il faut donc supposer qu'il a eu, dans ce court espace de temps, l'instant nécessaire pour inspirer.

Avant de terminer, disons un mot au sujet de la croyance si enracinée encore aujourd'hui, et qui attribue à de l'eau la nature des deux jets blancs qui s'échappent des évents, lors de chaque expiration.

Le souffle ne contient jamais d'eau liquide; il se compose d'air chaud sorti de la poitrine, d'une certaine quantité d'eau en vapeur dissoute dans cet air, et de particules graisseuses. Toutefois la Baleine franche présente, à quelques centimètres de l'orifice de l'évent, un renflement sphinctérien, faisant office de soupape, pour le va-et-vient de l'air. Or il arrive qu'un peu d'eau pénètre accidentellement dans les cavités formées par ce renflement. Elle se mêle alors à l'air expiré, et se dissout comme l'humidité pulmonaire dans le milieu ambiant.

Des observations thermométriques faites sur divers Cétacés, il paraît résulter que les températures propres de quelques-uns de ces animaux seraient les suivantes :

Pour le Marsouin (plaie au cou) . . . . 35°6
(Broussonnet, *Obs.*)

Pour le Marsouin (dans le foie) . . . . 37°6
(Davy, *Obs.*)

Pour la Baleine . . . . 38°8
(Scoresby, *Obs.*)

SYSTÈME NERVEUX.

Au fur et à mesure que nous avançons dans cette étude, nous sommes de plus en plus arrêté par suite de l'insuffisance de nos connaissances actuelles. Il faut bien le dire, nous ignorons la plupart des organes des sens, et en particulier, l'organe central qui préside aux fonctions d'ordre élevé ; nous voulons parler du cerveau. Bien rarement, on le conçoit, cet organe a pu être recueilli et étudié par les naturalistes. Presque toujours les Cétacés sont détruits par des pêcheurs ou par des baleiniers, plus soucieux de retirer un profit de la fonte des graisses de l'animal, que de déterminer un nouveau point de zoologie. Sitôt pêché ou harponné, l'animal est rapidement dépecé à coups de hache, les os sont brisés, la cavité cranienne défoncée, et les débris de nulle valeur apparente abandonnés à la voracité des habitants de la mer.

Aussi, de nos jours, ce que nous savons des centres nerveux se réduit-il, à peu de choses près, aux connaissances que nous en avait laissées le grand naturaliste Cuvier.

C'est donc avec la conscience d'une véritable infériorité que nous abordons l'exposé du peu que l'on sait sur ce point.

A ne juger les Cétacés que d'après l'aspect de leur cerveau, on les classerait certainement parmi les Mammifères les mieux doués.

Cet organe remplit complétement la cavité cranienne, et des circonvolutions nombreuses, étroites, plus contournées que chez l'homme, se montrent à sa surface avec des profondeurs variables.

La faux de la dure-mère est quelquefois ossifiée chez les Dauphins.

Les hémisphères sont épais, arrondis de toute part, et constituent un cerveau qui, chez les Dauphins, est plus du double large que long.

La scissure de Sylvius existe, large, profonde; elle est le point de convergence d'un grand nombre de circonvolutions.

Les lobes antérieurs des hémisphères, sillonnés par des circonvolutions nombreuses, se rapprochent beaucoup en se recourbant de la protubérance annulaire. Dans l'espace limité par ces deux parties, on voit, en avant, les nerfs optiques.

La protubérance annulaire est logée au fond d'une cavité creusée dans la face inférieure du cervelet.

Le corps calleux est fortement incliné de haut en bas, d'arrière en avant; il se continue en deux lames minces qui vont s'enfoncer dans les cornes d'Ammon.

Les corps striés ont la forme et le volume d'une olive; ils sont situés en avant des couches optiques qui sont très-volumineuses, et placés en dehors des tubercules quadrijumeaux.

Le cervelet a un volume considérable; la protubérance vermiforme sépare l'un de l'autre les deux hémisphères qui s'étendent beaucoup en dehors, en bas et en arrière, débordant et enveloppant en partie la protubérance annulaire, la moelle allongée et partie de la moelle épinière.

Le volume de la protubérance annulaire est en rapport avec celui du cervelet; son bord postérieur, surtout, forme un bourrelet très-saillant.

La moelle allongée est courte, inclinée de haut en bas, d'arrière en avant. Les corps olivaires sont à peine distincts des pyramides et les corps restiformes ne sont visibles que sur les côtés.

Aux points où naissent les nerfs qui se rendent aux membres, la moelle présente des renflements; or, on observe que chez les Cétacés, qui sont privés de membres postérieurs, ces renflements persistent, en regard de la place qu'occuperaient ces membres.

Bien plus, chez les Dauphins, également privés de membres postérieurs, le plexus lombaire envoie des ramifications nerveuses, aux muscles du bassin, aux organes génitaux et à la région anale.

D'après Owen, et bien qu'il manque ou soit très-rudimentaire chez les Dauphins, le nerf olfactif est cylindrique et épais, renflé peu à peu, en un bulbe, dont les ramifications traversent la lame criblée. Le nerf facial se distribue en partie aux muscles de l'évent.

ORGANES DES SENS.

Vision. — Les yeux, chez les Cétacés, sont toujours placés latéralement, de telle sorte que le rayon visuel fait avec le corps un angle de 45°; la vision antérieure est ainsi rendue nulle. L'œil est petit, muni de paupières peu mobiles, épaissies par de la graisse. Il existe une glande lacrymale disposée annulairement, chez les Dauphins, dans l'épaisseur du muscle palpébral ; elle fait saillie dans l'angle externe de l'œil.

Ces animaux offrent, dans la structure de l'œil, le summum de la disposition aquatique. Ils ont un cristallin presque sphérique, avec une cornée transparente fort plane. Le tapis est d'un blanc d'argent légèrement bleuâtre. La cornée est aplatie, et appartient à une sphère plus grande que l'œil ; la sclérotique est très-épaisse ; la pupille, oblongue transversalement. L'humeur aqueuse existe, quoique en petite quantité. Le nerf optique varie en grosseur, sans jamais dépasser un centimètre de diamètre. Une grande concentration de rayons lumineux s'effectue dans le cristallin, et l'animal doit resserrer sa pupille dans l'air, d'où il ressort que la vision est plus aquatique qu'aérienne.

Ouïe. — L'oreille externe manque chez les Cétacés. Le conduit auditif s'ouvre, au-dessous de l'œil, par un très-petit pertuis. Il entre ensuite dans la couche épaisse de graisse, et forme un canal de quelques millimètres de longueur. L'oreille interne est fort complète, et, comme l'œil, adaptée à la vie aquatique. Les sons paraissent être perçus par l'intermédiaire de l'eau, et tandis qu'un coup de fusil, tiré à petite distance, laisse l'animal à peu près indifférent, son attention est bien vite éveillée par le bruit d'un aviron frappant l'eau.

Chez les Dauphins, la caisse du tympan communique avec des sinus d'une grandeur remarquable.

La trompe d'Eustache décrit un arc, elle se porte en haut et s'ouvre, entourée de bourrelets, dans le canal de l'évent. Les branches de l'étrier sont très-épaisses ; il ne reste entre elles qu'une très-petite ouverture, qui disparaît même dans un âge plus avancé.

La base de l'étrier est soudée avec le bord de la fenêtre ovale.

Le limaçon décrit un tour et demi. Sa spirale reste dans le même plan.

Les canaux, semi-circulaires, sont très-minces.

Odorat. — La présence d'un organe de l'odorat a été contestée fortement aux Cétacés. Rudolphi, Tiedmann et Carus le leur ont refusé, se basant sur ce qu'ils n'avaient point rencontré de nerfs de la 1re paire.

Mais de Blainville et Jacobson affirment l'avoir trouvé sur le *D. Phocæna*, et M. H. Cloquet a produit des dessins, pris sur le *D. Globiceps*, qui paraissent concluants. Chez les Baleines, l'ouverture nasale est divisée en deux. Elle est unique chez les Dauphins.

En écartant les lèvres qui en ferment l'orifice, on arrive dans un vaste canal, simple, situé en dessus de la tête osseuse et formé par du tissu fibreux, doux au toucher, dont la texture intime n'est pas suffisamment connue. Ce canal est tapissé intérieurement par une muqueuse. Il communique avec deux poches que des faisceaux de muscles peuvent dilater. Leur face interne est noire, présentant des saillies longitudinales parallèles et des dépressions. Au fond du canal on trouve deux valvules, séparées par une fente étroite; entre chacune d'elles et la tête osseuse, il existe encore deux poches accessoires; au-dessous de ces poches, la cavité nasale est limitée par des os, et divisée, en deux moitiés, par une fente que forme le vomer. Elle s'ouvre dans le pharynx.

Camper a donné une figure satisfaisante de la cavité nasale d'un Nord-Kaper, dans ses *Cétacés*, pl. XLVIII, fig. I.

Comme une preuve que l'olfaction existe bien réellement, on rapporte que, lorsqu'un navire baleinier vient à fondre du lard de baleine, et que l'odeur nauséabonde s'en échappant parvient aux Mysticètes nageant dans le voisinage, on voit ceux-ci, même à une grande distance, changer immédiatement de direction.

ORGANES GÉNITAUX.

Le mâle présente, au-devant et au-dessus de l'anus, une fente qui fait d'abord croire qu'on a affaire à une femelle. Mais, dans l'état de repos, la verge est complétement logée au fond de ce sillon, à l'intérieur du corps. Gonflée par la turgescence des corps caverneux, elle apparaît au dehors sous forme d'un long cône. Les racines de la verge sont suspendues aux rudiments d'os pelviens, et ce sont les ischio-caverneux qui concourent à ce but.

Les corps caverneux sont composés d'une sorte de charpente fibreuse, formée d'une gaîne et d'un nombre considérable de trabécules, nés de la paroi interne de cette gaîne. Ils circonscrivent des lacunes en communication entre elles. L'épaisseur de la tunique, formée de tissu conjonctif, varie beaucoup suivant les espèces. Elle est quelquefois considérable. Sa couleur est d'un blanc opaque; on y remarque de nombreux pertuis, par lesquels passent des vaisseaux sanguins.

Sur la ligne médiane, résultat de l'union intime des deux corps caverneux, on voit les bords de cette tunique se confondre, et constituer, au milieu du pénis, une cloison longitudinale.

Très-souvent aussi, on observe que cette cloison fait défaut presque complétement, et il semble qu'il n'y ait alors qu'un seul corps caverneux.

Chez les Cétacés, la rigidité de la verge est assurée par la présence d'un os pénial qui renforce l'action de la turgescence des corps érectiles.

La forme de cet os est celle d'un cylindre légèrement renflé en massue à son extrémité libre.

Chose assez remarquable, les Dauphins en sont dépourvus.

Leydig a signalé, chez les Marsouins, un petit sac impair, allongé, logé dans la prostate, et qu'il considère comme l'analogue de l'appendice wébérien des Mammifères.

Le gland est conique, et légèrement aplati.

Les testicules sont allongés, ils naissent primitivement dans la région lombaire, mais ne tardent point à descendre dans le voisinage de la région inguinale.

Les vésicules séminales n'offrent rien de particulier.

Organes femelles. — La femelle n'offre rien de très-particulier dans ses organes génitaux, semblables, au fond, à ceux des autres Mammifères.

Extérieurement, ils se traduisent par trois fentes, dont deux, qui servent à loger les glandes mammaires, sont placées un peu inférieurement par rapport à l'orifice génital.

La vulve a, de longueur, environ près de la moitié du sillon observé chez le mâle. Les bords, ou lèvres, sont arrondis et très-contractiles.

Les rides qui sillonnent le vagin sont transverses, au lieu d'être longitudinales.

Les ovaires sont ovoïdes. L'utérus se présente avec la forme double, et ces deux organes sont libres dans une portion considérable de leur étendue. Ils sont confluents dans le tiers ou même dans la moitié de leur longueur.

Placentation. — Les appendices vasculaires du chorion se développent assez peu, mais ils sont répandus sur toute la surface de l'œuf. Ces villosités s'engagent entre des replis de la muqueuse interne et les parois de l'utérus. L'ensemble de cette disposition fait regarder ces animaux comme pourvus d'un placenta diffus, dans lequel, autant qu'on a pu le constater, les membranes fœtales et maternelles, par suite de l'absence d'une caduque utérine, s'enchevêtrant avec les villosités du chorion, sont en réalité séparées l'une de l'autre.

Chez les Baleines, les éléments celluleux de la caduque placentaire sont répandus sur une large surface ; ils présentent une apparence feuilletée, et les vaisseaux sanguins maternels conservent le caractère de capillaires.

Eschricht a constaté la présence d'un liquide, composé d'albumine, de fibrine, d'hématosine, de caséum, de matières grasses, de phosphate de chaux et de quelques sels, à la surface du chorion, en face des orifices glandulaires, des parois de l'utérus, chez le Marsouin.

Accouplement des Cétacés. — Au commencement du printemps, on rencontre au large des mâles isolés à la recherche des femelles. Peu après, on trouve ces animaux réunis par groupes de quatre, six, huit, rarement plus. Les baleiniers appellent ces troupes des gammes.

L'accouplement a lieu, ventre à ventre, dans des conditions de statique assez mal définies ; le plus communément, croit-on, ces animaux reposent sur le côté.

C'est vers le commencement de l'été que s'exécute cette fonction ; la gestation paraît durer dix-huit mois, et la parturition a lieu en automne. Les Cétacés choisissent généralement les baies et les hauts-fonds pour mettre bas.

Un seul petit naît à la fois. Un Baleineau, à sa naissance, est déjà de la grosseur d'un bœuf et a de 3 à 4 mètres de longueur. Il se développe avec rapidité, à l'aide du lait de la mère. Mais au bout de quelques semaines, si l'on a affaire à un Mysticète, il se trouve bientôt empêché de sucer le lait, par suite de l'apparition des premiers fanons.

Mamelles. — Les mamelles sont abdominales chez les Cétacés; on les trouve logées profondément entre un muscle peaussier épais et les muscles abdominaux. Les deux orifices s'aperçoivent au fond des deux fentes longitudinales, situées de chaque côté de l'ouverture de la vulve.

La structure de ces glandes est essentiellement formée de tubes aveugles, ramifiés sous formes d'arbuscules.

Un seul conduit excréteur traverse chaque mamelon.

Le lait est légèrement jaunâtre, huileux, et d'une saveur âcre.

L'émission peut s'en faire à la volonté de l'animal, à la suite de la compression exercée sur l'organe sécréteur par les muscles peaussiers qui le recouvrent.

CLASSIFICATIONS ZOOLOGIQUES.

CUVIER. — 1800.

Bimanes.
Quadrumanes.
Carnivores.
Marsupiaux.
Rongeurs.
Édentés.
Pachydermes.
Ruminants.
Cétacés. . . . { Cétacés herbivores. . . . . Manatus.
Cétacés proprement dits. { Dauphin. Baleine. }

MILNE-EDWARDS — 1855.

Bimanes.
Quadrumanes.
Cheiroptères.
Insectivores.
Rongeurs.
Édentés.
Carnivores.
Amphibies.
Pachydermes.
Ruminants.
Cétacés.
Marsupiaux.
Monotrèmes.

OWEN — 1857.

1° Archencephala.
2° Gyrencephala.
Unguiculata.
Ungulata.
Mutilata. . . . { Sirenia. { Manate. Dugong. } Cetacea. { Dauphins. Baleines. } }
3° Lissencephala.
4° Lyencephala.

GIEBEL'S — 1859.

I. Ungulata.

II. Bisulcata.

II. Multungulata. { sous-classe des Pinnipèdes. { Famille des Zeuglodontidæ. Squalodon. Zeuglodon.

IV. Pinnata. — *Famille des Siréniens.*

Dinotherium.
Halitherium.
Manatus.
Halicore.
Rhytine.

— *Famille des Monodonta.*

Monodon.

— *Famille des Delphinodæa.*

Delphinapterus.
Ziphius.
Berardius.
Hyperoodon.
Platanista.
Inia.
Delphinus.
Phocæna.
Physeter.

— *Famille des Balænodæa.*

Balænoptera.
Balæna.

ALPH. MILNE-EDWARDS. — 1872.

Bimanes.
Simiens.
Lémuriens.
Cheiroptères.
Insectivores.
Rongeurs.
Carnivores.
Amphibiens.
Proboscidiens.
Hyraciens.
Hippiens.
Porcins.
Caméliens.
Traguléens.
Pécoriens.
Édentés.
Marsupiaux.
Monotrèmes.
Siréniens.
Cétacés.

<table>
<tr><td rowspan="2">2e sous-classe.
Mammifères homopodes,
tous les membres
servant
à la locomotion.</td><td rowspan="2">Section des
Ichthyomorphes
ou
mammifères
dépourvus de
membres
abdominaux.</td><td>Narines antérieures.
Mamelles pectorales.
Phalanges en nombre
normal.</td><td>Siréniens.</td></tr>
<tr><td>Narines frontales.
Mamelles inguinales.
Phalanges en nombre
anormal.</td><td>Cétacés.</td></tr>
</table>

DESCRIPTION DES PRINCIPAUX GENRES

DE CÉTACÉS.

Avant d'aborder la description particulière des plus importantes espèces de Cétacés, nous pensons qu'il est nécessaire de revenir sur ce que nous avons dit de la division à établir entre les divers groupes de ces animaux. Au moment où nous commencions l'histoire de leur squelette, nous avons fait voir qu'il n'est possible de procéder à une étude sérieuse qu'à la condition de tracer d'abord une classification qui permette de grouper les genres, puis les familles, et enfin les espèces. Nous reprenons donc les éléments de ce travail, en cherchant à leur donner, autant que possible, leur vrai caractère.

Une première distinction, des plus rationnelles, croyons-nous, a conduit à diviser les Cétacés en deux grands groupes, celui des Mysticètes et celui des Cétodontes. Dans la première partie de ce travail, nous avons cherché à faire valoir les caractères afférents à chacune des animaux composant ces deux divisions, en les opposant entre eux. Mais, cet ensemble de caractères n'ayant pas été discuté encore, il nous semble de toute obligation de le faire maintenant.

Tout d'abord, celui qui compare les Mysticètes aux Cétodontes est amené à se faire bien vite cette question : A raison des différences si considérables que l'on trouve, à première vue, entre les deux termes de cette série, ces deux sortes de mammifères aquatiques sont-ils un seul et même ordre, ou constituent-ils deux ordres différents?

D'une part, en effet, nous trouvons des animaux, tels que les Baleines, chez lesquels la conformation si extraordinaire de la tête, l'absence de dents, la présence de fanons, l'existence d'un sternum d'une seule pièce, et d'autres caractères encore, semblent au premier abord devoir creuser un hiatus immense entre eux et d'autres espèces animales que nous voyons armées, d'une façon très-remarquable, d'un nombre souvent prodigieux de dents, ayant une tête le plus souvent effilée, et offrant une pièce sternale à plusieurs points d'ossification réguliers. En outre, et tenant compte de l'état de nos connaissances actuelles, il nous est impossible, en remontant dans le temps, de chercher un être dont les caractères primordiaux, altérés, modifiés autant qu'ils le sont dans les deux groupes actuels, nous autorisent réellement à voir en lui le prototype auquel nous devions rattacher et souder deux séries aussi divergentes.

L'étude des fossiles nous montre en effet, presque au commencement de l'apparition des Cétacés, cette scission aussi profonde, toutes choses égales d'ailleurs, et en tenant compte d'un état de perfectionnement encore peu avancé, mais évidemment en voie de développement et supérieur, il n'en faut pas douter, à celui des espèces véritablement primordiales.

Pour pouvoir répondre à une question aussi capitale, il nous faudrait donc la connaissance, plus approfondie d'abord, de toutes les espèces, actuellement vivantes, appartenant à ces deux divisions; mais il nous serait également bien nécessaire de posséder les premiers représentants de la faune cétologique, à l'origine de la période tertiaire; peut-être même faudrait-il rechercher, plus anciennement encore, pour répondre aux exigences des doctrines nouvelles, les éléments d'une filiation qui nous échappe. Et qu'on ne s'étonne point de cette hardiesse : l'ensemble des caractères connus des Cétacés n'a-t-il pas déjà amené Owen à rechercher d'étranges analogies, en créant le nom de Cétiosaures pour des reptiles de la période secondaire?

Mais, si, d'un autre côté, nous renfermant dans la limite des connaissances actuelles, nous trouvons dans l'ensemble des caractères communs, une similitude suffisante d'organes, permettant d'identifier au fond deux groupes en apparence dissemblables, nous rentrons pleinement dans une des caractéristiques propres de l'espèce, à savoir sa variabilité illimitée, sans qu'il soit besoin de faire intervenir aucune idée de transmutabilité. Ce sont ces caractères qu'il nous faut maintenant étudier.

Au nombre de ceux auxquels on attribue justement une véritable importance, bien qu'on soit toujours assez tenté de l'exagérer, il faut citer l'ensemble des particularités qui ressortent de l'étude de la placentation. Les considérations auxquelles on est amené, par voie de comparaison avec la série zoologique, ont certainement un réel intérêt.

Tous les Cétacés diffèrent grandement, en effet, de l'homme ainsi que des autres animaux mammifères, par suite de la persistance de leur allantoïde, tandis que cette membrane se détruit de bonne heure dans les premiers cas.

Si l'on observe l'Orca, ou tout autre Delphinidé, somme toute plus facilement accessible à l'étude que ne l'ont été jusqu'à présent la plupart des grands Cétacés, on voit l'amnios l'emporter en étendue sur l'allantoïde, et ce dernier se trouver dans une position inverse de celle qu'il occupe chez les Solipèdes, les Pachydermes et les Ruminants.

De plus, on trouve, entouré par l'amnios et faisant saillie sur elle, de petits corpuscules représentant sans doute les analogues rencontrés dans le jeune embryon des Ruminants et des Solipèdes. De même que chez la jument, la vésicule ombilicale disparaît, peu de temps avant la naissance, chez l'Orca.

On peut donc rapprocher, sous ce point de vue, ces animaux l'un de l'autre et les caractériser suffisamment, en disant que, tous deux unipares, ils possèdent un chorion allongé, sur la surface entière duquel, à l'exception de trois pôles, les deux pôles et une zone intermédiaire, sont répandues des villosités caractéristiques; chez tous deux, l'amnios est couvert de petits corpuscules, et la vésicule ombilicale disparaît avant la naissance.

Chez tous deux aussi, l'allantoïde persiste comme un large sac, mais, tandis qu'il l'emporte sur l'amnios chez les Solipèdes, il possède une surface relativement plus petite chez les Cétacés; on remarque également que la surface libre vasculaire de la muqueuse interne est creusée de cryptes pour recevoir les villosités du chorion, et les glandes sont également très-développées, mais elles montent, chez la jument, presque en ligne droite, vers la couche de cryptes, tandis que, chez les Cétacés, elles sont si tortueuses qu'on éprouve une grande difficulté à les suivre jusqu'à leur extrémité. Est-ce à dire, alors, que nous devrions faire des Cétacés les représentants marins des Ongulés? Nous ne le pensons pas, à cause de l'immense différence qui existe entre ces deux ordres au point de vue des autres caractères anatomiques.

Nous n'acceptons pas davantage l'hypothèse émise par de Blainville, qui rapprochait les Cétacés des Édentés, sous le double rapport de leur ostéologie et de la forme de leur cerveau. Ce sont bien évidemment là de véritables finesses zoologiques, séduisantes, il est vrai, mais dangereuses d'autant. Nous constaterons donc, en passant, comme un caractère de haute valeur, au point de vue de l'unité de composition, la similitude de placentation dans les deux groupes de Cétacés.

Il est un deuxième caractère sur la portée duquel les naturalistes, à notre avis, ne se sont pas suffisamment appesantis. Nous-mêmes avons cherché, à dessein, à en exagérer la prétendue valeur, pour séparer les Mysticètes des Cétodontes.

Nous voulons parler de l'absence des dents et de la présence des fanons.

Or, ce caractère ne comporte pas l'importance qu'on lui a attribuée, car dans le fœtus de la Baleine il y a des dents ; elles sont faciles à constater, seulement elles ne se développeront pas. Ce fait seul de la présence de bulbes dentaires est certainement de nature à nous faire concevoir, bien plus facilement, une parenté possible avec les Cétodontes. Nous savons bien qu'on nous objectera la présence des fanons. Mais ici nous sommes en présence d'une prolifération remarquable du tissu épithélique, prolifération certainement considérable, mais, nous le déclarons, due seulement à l'exercice de la loi du balancement des organes. Ils ont pris la place, notablement augmentée, des dents absentes.

Et si nous voulions bien chercher quelque chose de semblable, quoique à un degré infiniment éloigné, chez les Cétodontes, rappellerions-nous les productions épithéliales de la voûte palatine des Hyperoodons et même, quoique plus faibles, celles qui se voient dans le Marsouin ? Ce sont bien là, il faut l'avouer, des caractères communs, et il n'est pas besoin, pour les identifier, de chercher dans une série de métamorphoses régressives, qui les auraient fait déchoir du rang plus élevé d'animaux amphibies, pour les ramener à celui moins élevé d'espèces purement marines, le trait d'union qui réunit les deux groupes de Cétacés. Cela dit, sans que, même pour cet ensemble de raisons, nous soyons admis à désirer impérieusement la connaissance des espèces primordiales, capables seules de nous montrer la souche de toute cette évolution de caractères ; car il est manifeste, d'après le peu que l'on en sait, que ces espèces fossiles, comparées aux vivantes aujourd'hui, en diffèrent par une façon d'être plus rudimentaire.

Il y a évidemment progrès au fur et à mesure qu'on se rapproche de l'époque actuelle. C'est incontestable.

Voulons-nous encore une preuve d'identification qui, pour être moins apparente, ne manquera point d'intérêt?

On sait que les membres postérieurs n'existent pas chez les Mysticètes. Ils font également défaut chez les Cétodontes. Mais, à l'analyse, on trouve des pièces rudimentaires, identiques, ou à peu près, dans ces deux genres et représentant ces membres, qui ne se sont pas, et nous insistons sur ce fait, accrus comme il eût été peut-être normal de supposer qu'ils pussent le faire. Que ne doit-on pas penser de cet arrêt de développement frappant à la fois les mêmes organes chez tous les animaux de l'un et de l'autre groupe?

Faut-il encore citer les curieux os, dits en V, si constants dans les deux groupes? Sans doute on objectera qu'ils existent chez certains Reptiles, et même, mais extrêmement modifiés, chez des Mammifères. Est-ce là une raison suffisante pour remonter à travers le temps et chercher, près des Reptiles anciens, une filiation au moins douteuse?

Nous devrions peut-être aller plus avant, et exposer encore un plus grand nombre de caractères propres à l'identification, en montrant, qu'au fond, il n'y a qu'une variabilité, très-considérable à la vérité, d'une seule et même espèce; mais nous ajouterons, nous, que si les différences qui semblent d'abord séparer grandement les Mysticètes des Cétodontes nous paraissent de prime abord si considérables, pourquoi nous refuserions-nous à croire, qu'entre le dernier terme de la division des Mysticètes et le premier des Cétodontes, il ait existé ou qu'il existe encore un ou plusieurs passages, dont la connaissance ne nous est pas parvenue, qu'ils soient vivants ou fossiles? car tous les différents Cétacés se ressemblent par tant de caractères, petits ou grands, qu'on ne saurait douter qu'ils eussent une véritable unité dans la composition.

En voyant aujourd'hui l'inégalité évidente qui existe aussi, toutes choses égales d'ailleurs, en tenant compte des éléments de destruction accidentels dus pour la plupart à l'intervention de l'homme, entre les différents genres de Cétacés, au point de vue de la résistance et de la vitalité, nous croyons que notre hypothèse dernière n'est point trop hasardée.

Il peut paraître singulier que, jusqu'alors, nous n'ayons fait mention en rien du groupe des Siréniens qui fit longtemps partie des Cétacés. Notre intention n'est point de nous en occuper. En bonne conscience, et après les travaux de de Blainville et le parallèle qu'il en a établi, nous considérons comme inutile de revenir sur la question si bien jugée. Les Siréniens ne sont point et ne sauraient être des Cétacés. Ils n'ont avec ceux-ci que des analogies éloignées; au fond, rien ne rappelle l'organisation des Cétodontes, ni celle des Mysticètes.

A différentes reprises, on a essayé de présenter des projets de classification détaillée des Cétacés. Au fur et à mesure qu'on apprend mieux à les connaître, de nouvelles appréciations se font jour, qui détruisent ces tentatives. D'autre part, et nous l'avons déjà répété, nous sommes bien loin de connaître tous les animaux qui font partie de ce grand ordre. C'est pourquoi rien de définitif en fait de classement ne saurait être encore présenté. Une foule de points controversés existent, surtout pour les Cétodontes. Ce n'est qu'à la longue que l'on pourra espérer, pour leur groupement, une exactitude plus approchée.

En 1869, M. H. Flower a renouvelé cet essai dont nous donnons une copie. Il semble que le patronage d'un nom si connu en cétologie devait être suffisant pour assurer le succès de son œuvre. Cependant nous croyons qu'il s'est laissé entraîner beaucoup trop loin, dans son désir d'établir des caractères et de créer des genres, surtout pour les Cétodontes. Il ne paraît pas avoir été beaucoup plus heureux dans la composition des familles, en cherchant à concentrer sur un seul embranchement de nombreux genres qui, incontestablement, appartiennent, par l'ensemble de leurs caractères, à des familles distinctes. En réunissant les Phocæna aux Delphinus, nous estimons que M. Flower est allé un peu trop loin, et nous trouvons peu naturel également de répartir entre les deux genres précités, non-seulement les Delphinidæ, mais encore les Beluginæ.

PROJET DE CLASSIFICATION DES CÉTACÉS.

W. H. FLOWER. — 1869.

Sous-ordres.	Familles.	Sous-familles.	Genres.
I. Mystacoceti. ou Balænoidea.	Balænidæ.	Balæninæ.	Balæna.
			Eubalæna.
	Balænopteridæ.	Megapterinæ.	Megaptera.
		Balænopterinæ.	Physalus.
			Sibbaldius.
			Balænoptera.
II. Odontoceti. ou Delphinodea.	Physeteridæ.	Physeterinæ.	Physeter.
			Kogia.
		Ziphiinæ.	Hyperoodon.
			Berardius.
			Ziphius.
			Dioplodon.
			Micropteron.
	Platanistinæ.	Platanistinæ.	Platanista.
		Iniinæ.	Pontoporia.
			Inia.
	Delphinidæ.	Beluginæ.	Monodon.
			Beluga.
		Delphinidæ.	Phocæna.
			Neomeris.
			Grampus.
			Orca.
			Pseudorca.
			Lagenorrhynchus.
			Delphinus.
			Delphinapterus.
			Globiocephalus.

Aussi croyons-nous pouvoir dresser, pour l'intelligence de l'exposé qui nous reste à faire, des caractères des principaux genres, le tableau suivant, dont nous avons puisé les éléments dans les travaux les plus récents, et qui, malgré son imperfection, nous paraît cependant plus rationnel que le précédent.

ESSAI D'UNE CLASSIFICATION DES CÉTACÉS. — 1874.

Groupes.	Familles.	Genres.	Espèces.
Mysticètes.	Balænidæ	Balæna.	.....
	Megapteridæ	Megaptera.	.....
	Balænopteridæ	Balænoptera.	.....
Cétodontes.	Physeteridæ	Physeter.	.....
		Kogia.	.....
	Ziphiidæ	Ziphius.	.....
		Hyperoodon.	.....
		Dioplodon.	.....
		Mesoplodon.	.....
	Platanistinæ	Plataniste.	.....
		Inia.	.....
		Stenodelphe.	.....
	Delphinoidæ	Lagenorrhynque.	.....
		Delphinorrhynque.	.....
		Tursio.	.....
		Dauphins divers.	.....
	Phocænoidæ	Orca.	.....
		Monodon.	.....
		Beluga.	.....
		Globicephales.	.....
		Marsouin.	.....
		Neomeris.	.....

MYSTICÈTES.

BALÆNIDÆ.

GENRE BALÆNA.

Ce genre comprend aujourd'hui tous les animaux de grande taille connus sous le nom de Baleines. Les caractères distinctifs sont les suivants :

Dos uni, absence d'une nageoire dite dorsale.

Tête, égale au tiers environ de la longueur du corps ; rostre fortement courbé.

Maxillaires inférieurs longs et grêles.

Vertèbres cervicales soudées.

Les côtes n'ont qu'une seule surface articulaire ; les dernières seules possèdent une tête et s'articulent directement aux apophyses transverses.

Sternum d'une seule pièce, scutiforme.

Ce genre comprend les espèces suivantes :

Balæna Mysticetus.
— Biscayensis.
— Japonica.
— Australis.
— Black-Whale.
— Antipodarum.
— Macleayius.

GENRE MEGAPTERA.

Caractères : *Les animaux de ce genre présentent sur le dos une loupe ou bosse graisseuse ; ils n'ont pas de nageoire dorsale.*

Nageoires pectorales grandes.

Rostre presque droit.

Vertèbres cervicales libres.

Sternum court et terminé en pointe.

On peut encore ajouter, à ces caractères principaux, celui d'avoir les fanons courts; les deux rangées qu'ils forment se réunissent sur la ligne médiane.

Longueur : 50 à 60 pieds.

Ce genre comprend les espèces suivantes :

Megaptera Boops.
— Lalandi.
— Novæ-Zelandiæ.
— Kuzira.

GENRE BALÆNOPTERA OU RORQUAL.

Caractères : *Gorge et ventre plissés par des bourrelets transversaux nombreux.*

Une nageoire dorsale.

Rostre peu courbé. La tête est petite, elle ne forme que le quart ou le cinquième de la longueur totale.

Maxillaires inférieures ne subissant pas de torsion, apophyse coronoïde fortement développée.

Humérus comprimé, les os de l'avant-bras plus longs que ceux du bras.

Nageoires pectorales allongées et terminées en pointe, à quatre doigts seulement.

Vertèbres en nombre variable, les cervicales non soudées.

Côtes au nombre de onze à seize.

Sternum terminé en pointe.

Ce genre comprend les espèces suivantes :

Balænoptera rostrata.
— musculus.
— Borealis ou laticeps.
— Sibbaldii.
— Swinhoei.
— Schlegelii.
— Patachonica.
— Bonærensis.

CÉTODONTES.

PHYSETERIDÆ.

GENRE PHYSETER.

Caractères : *Tête fortement renflée, narines terminales.*

Dents en nombre variable, seulement à la mâchoire inférieure. Crâne excavé. Réservoir de matières grasses.

Bords de la cavité, formés par le redressement de la partie supérieure des maxillaires et du frontal.

Atlas libre. Vertèbres cervicales soudées, au nombre de six.

Longueur : 20 à 23 mètres.

Le dos présente une loupe graisseuse.

Nageoires pectorales courtes, larges et épaisses.

Humérus court et gros, soudé aux os de l'avant-bras.

Il n'y a qu'une seule espèce, c'est le *Physeter macrocephalus* (1er sous-genre).

On a voulu créer un deuxième sous-genre, auquel on donnait le nom de Catodon, comprenant quelques espèces nouvelles douteuses. Il ne semble pas qu'on doive y attacher de l'importance pour le présent, tant les caractères distinctifs nous en sont peu connus.

GENRE KOGIA.

Caractères distinctifs insuffisamment connus.

ZIPHIIDÆ.

GENRE HYPEROODON.

Front renflé par un amas de substances huileuses. Région fronto-nasale profondément excavée.

Maxillaire formant crête sur la partie basilaire du rostre.

Vertèbres cervicales soudées entre elles, par leur corps.

Museau aplati.

Nageoires petites.

Dents coniques et pointues, papilles dures et cornées tapissant la voûte palatine.

Langue rude et dentelée à son bord.

Espèces :

Hyperoödon Butzkoff.

GENRE ZIPHIUS.

Caractères : *Crâne voisin, par sa forme, de celui des Hyperoodons. Absence de crête verticale.*

Les cinq premières vertèbres cervicales soudées par leur corps.

La forme du corps est très-voisine de celle des Hyperoodons.

Une paire de dents supérieures terminales, suivies de plusieurs autres simplement implantées dans le tissu gingival.

Espèce :

Ziphius cavirostris.

GENRE DIOPLODON.

Caractères : *Rostre robuste, non sillonné en dessus par une cannelure.*

Mâchoire inférieure portant, au milieu de son bord dentaire, une paire de grandes alvéoles, occupées par des dents presque aussi fortes que celles des Cachalots, mais plus comprimées.

Connu par le seul exemplaire échoué au Havre, et dont la tête est au musée de Caen.

Espèce :

Dioplodon Europæus.

GENRE MESOPLODON.

Caractères : *Forme générale du crâne voisine de celle du Ziphius cavi, museau semblable.*

Dents de la mâchoire inférieure coniques et saillantes placées vers le milieu du bord dentaire et en arrière.

Plusieurs petites dents rudimentaires et gingivales, pas de dents à la mâchoire supérieure.

Vomer entièrement soudé aux incisifs, et ceux-ci aux maxillaires, de manière à former un tout plein et solide.

Rostre élargi latéralement à sa naissance et déprimé.

Espèce :

Mesoplodon Sowerbii.

PLATANISTINÆ.

GENRE PLATANISTE.

En donnant quelques caractères connus du Plataniste, on

peut les répéter, avec quelques différences légères, pour le Sténodelphe.

Caractères : *Le genre Plataniste se rapproche, par beaucoup de points de son organisation, des Cachalots.*

Longueur : environ 7 pieds.

Tête arrondie à la partie frontale, et terminée par un bec étroit, un peu renflé à l'extrémité antérieure.

Nageoires pectorales.

Dents au nombre de trente pour chaque côté de la mâchoire.

Le caractère le plus saillant consiste : dans ce que les maxillaires produisent, chacun, une grande paroi osseuse qui se redresse et forme une grande voûte sur le dessus des narines.

Les fosses temporales sont plus grandes que chez aucun Dauphin, en sorte que leurs crêtes supérieures cernent à la partie supérieure de l'occiput un espace rectangulaire des deux côtés duquel part à angle droit le reste de la crête occipitale.

La suture des temporaux avec l'occiput, et aussi avec les pariétaux, suit cette crête anguleuse.

L'orbite est très-petit.

Les apophyses zygomatiques, très-grandes.

La mâchoire inférieure se distingue aussi beaucoup de celle des autres genres par sa compression, qui rapproche de toute part les dents des deux côtés, et par la longueur de sa symphyse.

Les branches prennent aussi plus de hauteur à proportion de la partie dentaire.

C'est par cette longue symphyse, ainsi que par ses crêtes qui naissent des maxillaires supérieurs, que ces animaux se rapprochent des Physeter.

Il n'existe qu'une seule espèce :

Le Plataniste du Gange.

GENRE INIA.

Caractères : *Museau plus allongé que chez les Dauphins, en forme de bec et obtus à son extrémité.*

Nageoires pectorales larges. Une nageoire dorsale rudimentaire, représentée seulement par un repli de la peau.

Dents mamelliformes.

Mêmes caractères du crâne que chez le ***Plataniste.***

Maxillaires munis, dans toute leur longueur, de dents en nombre considérable, coniques, plissées.

Le corps de ce Cétacé est lisse ; un bouquet de poils sur le museau, à l'état jeune.

Sa longueur totale est de 2 mètres.

Une seule espèce :

Inia Boliviensis.

GENRE STÉNODELPHE OU PONTOPORIA.

Caractères génériques comparables, à certains égards, à ceux du Plataniste.

DELPHINOIDÆ.

Les Delphinoïdes, et parmi eux le genre Delphis, ont le museau plus long que celui des Phocénoïdes.

GENRE DELPHINORRHYNQUE.

Caractères : *Animaux d'assez grande taille.*

Crâne triangulaire, bombé en arrière. Os nasaux tuberculeux.

Occipital fort large et étendu.

Ptérygoïdiens fort longs.

Maxillaire inférieur avec une symphyse occupant le tiers de sa longueur.

Museau étroit et fort long.

Dents coniques $\frac{30 . 30}{18 . 18}$ $\frac{24 . 24}{25 . 24}$.

Maxillaires assez fortement courbés à leur extrémité postérieure et remontant à la hauteur des os du nez pour former un bourrelet.

Fosse temporale assez petite.

Front largement bombé.

Nageoires pectorales ovales allongées.

Nageoire dorsale fort petite, arquée.

Une seule espèce est bien connue :

C'est le *Delph. Coronatus.*

On cite encore :

Delph. Micropterus et Frontatus.

GENRE LAGÉNORRHYNQUE.

GENRE TURSIO.

Caractères : *Tête arrondie, museau moins allongé, comme celui du Dauphin, mais déprimé et nettement séparé du renflement naso-céphalique.*

24-25 *dents à chaque côté des maxillaires.*

Nageoires pectorales petites. Nageoire dorsale faible.

Partie supérieure du corps, noire. Ventre blanc.

Une seule espèce :

D. *Tursio.*

GENRE DELPHINUS.

Dents petites, lisses, aiguës $\frac{45}{45}$ *de chaque côté.*

DELPHINUS DELPHIS.

Large gouttière bilatérale palatine, à partir du trou sous-orbitaire au niveau du bord postérieur de la face inférieure de l'os maxillaire.

DELPHINUS TETHYOS.

Surface palatine du crâne dépourvue de sillon.

DELPHINUS DUBIUS.

Pas de cannelures bilatérales.

DELPHINUS GRISEUS.

Dents caduques, deux paires à la partie terminale de la mâchoire inférieure seulement.

Vertèbres cervicales soudées.

DELPHINUS ROSTRATUS.

Dents finement plissées au nombre de $\frac{21}{20}$ à chaque côté.

Rostre très-long.

Longueur totale : 8 pieds.

PHOCÆNOIDÆ.

Cétacés à museau court et large, à dents plus fortes que celles des Delphinoïdæ, mais moins nombreuses.

Tête sphérique.

Une nageoire dorsale, excepté chez le Beluga.

Intermaxillaires, maxillaires et frontaux se relevant postérieurement et ne se recourbant pas comme chez les Delphinorrhynques.

GENRE PHOCÆNA.

Tête courte.

Dents $\frac{1\ 3}{1\ 1}$ *petites, à couronne élargie.*

Corps fusiforme n'excédant pas 2 *mètres.*

Nageoires pectorales.

Couleur noire à la partie supérieure du corps, blanche aux parties abdominales.

Nageoire dorsale.

Intermaxillaires faisant saillie au-devant de l'ouverture des narines.

GENRE ORCA.

Formes semblables à celles du Marsouin.

Molaires coniques grosses.

Face du crâne remarquable par sa brièveté.

Dents $\frac{1\ 1}{1\ 2}$ *obtuses et grosses.*

GENRE GLOBICEPHALUS.

Tête sphérique. Museau court.

Surface supérieure de la région faciale, formée presque uniquement par l'incisif et bordée seulement par les maxillaires.

Dents coniques un peu recourbées en dedans.

Muqueuse palatine garnie de tubercules.

Une nageoire dorsale.

Longueur : 5 *à* 6 *mètres.*

Ces caractères s'appliquent au *Globicephalus melas*, qui a été choisi comme type du genre et constitue l'une des espèces.

GLOBICEPHALUS RISSOANUS.

Dents supérieures caduques.

Les inférieures au nombre de 5 *à* 6 *paires.*

Peau brune, semée de taches blanches blanches irrégulières.

Une nageoire dorsale.

Longueur : 3 mètres.

ORCELLA FLUMINALIS.

Très-rapproché, comme caractère, des Globicéphales ; dimensions moindres.

Nageoire pectorale plus courte.

Dentition $\frac{14}{14}$ *paires dentaires.*

On a trouvé également la formule $\frac{17}{14}$.

GENRE MONODON.

Tête globuleuse sphérique.

Une longue défense à la partie antérieure de la mâchoire supérieure, rarement deux.

Intermaxillaire remontant près des os du nez, ceux-ci fort petits.

Bouche peu étendue.

Maxillaire inférieur plus court.

Nageoires pectorales recourbées légèrement de bas en haut ; bord antérieur épais, ne différant de celles du Dauphin que par la longueur des doigts.

Rudiment de nageoire dorsale.

Évent semi-lunaire, situé au-dessus de l'œil.

Organisation générale rappelant celle du Dauphin.

Peau nue, lisse et brillante.

Couleur gris noirâtre.

Longueur : 5, 6, 7 mètres.

Une seule espèce :

Monodon Monoceros = Narwhal.

GENRE BELUGA.

Caractères : *Tête terminée par un bec obtus arqué.*

Dents en nombre variable, 8 *à* 9 *de chaque côté pour chaque mâchoire, un peu recourbées en arrière.*

Nageoires pectorales petites, ovales.

Pas de nageoire dorsale.

Près de l'anus deux caroncules représentant les glandes mammaires chez le mâle.

Peau blanche plissée de lignes parallèles.

Une seule espèce :

Le *Delph Beluga.*

PÊCHE DES CÉTACÉS.

Vraisemblablement, dès son origine, et dans la mesure de ses forces, l'homme dut se livrer à la chasse des Mammifères marins.

Les populations littorales trouvaient, sans doute, dans la capture de ces animaux de forte taille, des ressources abondantes de toute nature.

Bien que nous ne possédions sur ces pêches primitives, aucun document bien probatoire, la paléontologie nous a déjà fourni, quant à l'Europe, deux révélations dont on doit tenir quelque compte. La première surtout a une valeur réelle, bien que l'on puisse conclure, par analogie, des faits qui nous sont appris par la seconde.

Sir Ch. Lyell nous apprend, qu'on découvrit, à Stirling (Écosse), à 11 kilomètres de la mer, des haches de pierre emmanchées, reposant près d'un squelette de Baleine, au fond d'une tourbière.

Au commencement de cette année, 1874, dans une grotte située au-dessus du Gave d'Oloron, près du village de Sorde, MM. L. Lartet et Chaplain-Duparc ont trouvé, associés à des silex taillés de l'époque de Laugerie et de la Madeleine, une cinquantaine de canines d'ours et de lion, percées d'un trou de suspension. Sur quelques-unes, que nous avons pu voir, étaient délicatement gravées, et avec un rare bonheur dans l'exécution, des représentations de poissons et de phoques. Ces dessins témoignent nettement que ces populations primitives avaient vu les Carnassiers représentés, et bien que l'on n'ait pas encore rencontré de représentations figurées des petites espèces de Cétacés, facilement accessibles à l'homme des époques primitives, eu égard à la faiblesse de ses moyens d'attaque, nous n'en conservons pas moins la conviction qu'il dut pêcher les Dauphins, d'espèces variées, qui fréquentent les eaux du littoral français.

Au reste, les Esquimaux de nos jours ont encore des procédés de capture qu'on peut, sans trop hasarder, présenter comme les similaires de ceux qu'employaient nos ancêtres.

Munis de lances et de harpons, parfois encore garnis d'une pointe, en ivoire de morse ou en silex, ces intrépides chasseurs, montés sur leurs canots de peau de phoque, abordent avec habileté les Cétacés. Sitôt qu'ils sont à portée, de chaque canot part une flèche munie d'un ballon de grande taille fait de peau de phoque ou d'intestin de Cétacé, et plein d'air; tout se fait avec adresse et promptitude. L'animal veut alors sonder, mais il éprouve une résistance insurmontable de la part des ballons, et immédiatement demeure à la merci de ses ennemis.

Pêche des Grecs. — Dans les temps historiques, nous voyons les Grecs se livrer à la pêche du Dauphin, qu'ils capturaient à l'aide de filets. Ils connurent même les Baleines, et distinguèrent à la couleur le Marsouin des autres Dauphins. Plus tard, ces derniers étant devenus un objet de culte et un symbole, nous trouvons plusieurs villes, telles que Syracuse, Messine, Cyzique, Byzance, etc., frappant monnaie à l'image de Dauphins affrontés.

Pêches romaines. — Les Romains continuèrent ces pêches, mais ils eurent une connaissance moins parfaite de ces animaux que ne l'avaient eue les Grecs.

Ils confondaient notamment, dans leurs descriptions, les Squales avec les Baleines. D'après ce qu'ils ont écrit, on voit qu'ils pêchaient des Orques dans la Méditerranée.

Oppien, dans son *Halieutique,* nous apprend la manière de pêcher les Cétacés avec des harpons de fer, et des chaînes munies d'outres flottantes.

Pêches du moyen âge. — Au moyen âge, l'huile de baleine était extrêmement recherchée par les habitants du Nord, qui s'attachaient à distinguer les espèces d'où provenait la meilleure. C'est vers le neuvième siècle que les Basques commencèrent à chasser la Baleine de Biscaye, aidés dans leur œuvre de destruction par les Normands, et ils mirent plusieurs siècles à la détruire presque complètement.

Lorsque la rareté de ces animaux se produisit, ils étendirent leurs courses aux côtes de Portugal, et fondèrent une foule de centres de pêcheries, sur les bords du littoral : Saint-Jean-de-Lutz, Cibourre, Guettoria, etc...

Les Basques furent les premiers baleiniers du Sud, comme les Norvégiens l'ont été pour le Nord.

Au treizième siècle, l'Allemagne envoyait des baleiniers à la pêche de la Baleine, et semble l'avoir pratiquée avec succès. Mais, encore à cette époque, désignait-on sous le nom de Baleines une foule de gros poissons, dont la pêche est devenue, de nos jours, parfaitement distincte.

En 1315, Édouard II d'Angleterre se réserva tout droit sur l'échouage des Baleines, et Édouard III affecta le montant des droits perçus sur les Baleines prises, à l'équipement des bâtiments de guerre stationnant sur les côtes de Gascogne.

Dès 1324, une prérogative royale donnait le monopole de la vente des fanons à la reine d'Angleterre. Cette substance, utilisée en France dès 1202 pour garnir les casques des hommes de guerre, payait, en 1315, 7 sous par cent pour le droit d'entrée dans Paris.

Au cours du quatorzième et du quinzième siècle, la pêche du Marsouin se faisait dans l'Océan, la mer du Nord et la Manche, avec une ardeur générale.

Cet empressement à la pêche de ces grands animaux était déterminé par leur fréquence, par les droits à acquitter, les dîmes, l'absence des huiles végétales, et par l'usage qu'on faisait de leur viande dans l'alimentation.

Au dix-septième siècle, les Hollandais avaient poussé la pêche jusqu'au Spitzberg et à l'île de Jean-Meyen. On les voit, aidés des baleiniers anglais et allemands, chasser et détruire presque entièrement le *Balæna mysticetus*, au détroit de Davis et dans la mer de Baffin.

En nous rapprochant encore de notre époque, nous voyons, vers 1790, l'industrie française employer activement l'huile de baleine, surtout pour l'éclairage.

En 1786, pour cet usage, la consommation de la France avait été :

Paris.	1,750	tonneaux.
Rouen	312	—
Bordeaux	375	—
Lyon.	180	—
Et 27 autres villes	500	—

En 1790, l'Angleterre avait envoyé à la pêche 255 bâtiments jaugeant ensemble 75,436 tonneaux, pour la pêche du Nord, et 59 bâtiments pour celle du Sud.

L'entretien des équipages coûta, en cette campagne, 176,580 livres.

On reconnaissait, à cette époque, trois espèces d'huile de Baleine, qui étaient :

1° Celle du Spermaceti (Cachalot), la plus réputée pour l'éclairage;

2° Celle de la Baleine du Groënland, fétide et peu lumineuse;

3° Celle de la Baleine du Brésil, de qualité plus inférieure encore.

Rouen avait, vers ce temps, des usines pour la raffinerie de ces huiles.

Pêche actuelle. — De nos jours, on nomme lieux de pêche les parages où, à certaines époques de l'année, la Baleine et les autres Cétacés se rencontrent en plus ou moins grande abondance. Ces époques se nomment « saisons de pêche ».

Les marins divisent ces saisons en saison du large, distance de trente à quarante lieues des côtes, et saison des baies, celle où les animaux se rapprochent à l'abri du vent.

La première dure tout le printemps et l'été. La deuxième comprend l'automne et l'hiver.

Au commencement de la saison du large, les mâles se rencontrent souvent seuls et sont alors très-gros. Plus tard, après l'accouplement, ils sont devenus de pêche médiocre, étant fort maigres.

Il n'entre pas dans notre intention de décrire ici la pêche des Cétacés, les moyens et les instruments dont se servent les baleiniers; détails que l'on trouverait au besoin dans des livres où l'on vulgarise soi-disant la science. Nous donnerons seulement un état des campagnes de pêche les plus récentes pour faire voir combien il y a de hasards dans cette industrie marine.

En 1870, le capitaine Swen Foyn, de Tœnsberg, a capturé, sur les côtes de Norwége, trente-huit Baleines, estimées 1,430 thalers (le thaler, 3 fr. 75) chacune. Dépouillées de leur huile, les chairs de ces animaux ont servi à faire de l'engrais.

Dans cette même année, Dundee a expédié 10 bateaux à vapeur, jaugeant ensemble, 4,644 tonneaux.

Le port de Peterhead a armé pour les pêches 11 bâtiments, dont quatre à vapeur et sept à voiles. Le port d'Aberdeen, par suite du peu de succès des campagnes précédentes, n'a pas fait d'armement. Voici maintenant quelques détails sur l'expédition de l'*Arctic*, l'un des navires armés à Dundee.

Parti, le 3 mars 1871, l'*Arctic* se tint dans les environs des détroits d'Hudson et de Forbisher, jusqu'au 2 juin, où il pêcha trois Baleines. Il se rendit ensuite dans les baies de Baffin et de Melville, pour chercher un passage vers le nord, les glaces ne lui permettant pas de traverser le détroit de Cumberland. Le 12 juin, tous les baleiniers se trouvèrent réunis aux îles Frow.

Le 15, la glace se rompit, et ils traversèrent sans difficultés la baie de Melville, en dehors des glaces; le 19, ils se trouvèrent encore naviguant de concert à l'entrée du détroit de Lancastre.

L'*Arctic* y pénétra alors et tua trois Baleines; la vigie en ayant signalé un grand nombre dans les passes de l'Amirauté et du Prince-Régent, ce navire les y suivit et compléta son chargement, ayant capturé, vers le 20 juillet, trente-sept Baleines. Il se mit alors en route pour l'Écosse et rencontra la flotte baleinière de Dundee, au sud du détroit de Lancastre.

A cette époque la pêche des divers bâtiments avait été la suivante :

Le *Camperdown*	8	Baleines.
L'*Esquimaux*	12	—
L'*Intrépide*	12	—
Le *Polymnia*	10	—
L'*Erick*	14	—
Le *Ravenscraig*	5	—

Avertis du succès de l'*Arctic*, ces bâtiments se dirigèrent vers les mêmes parages.

Au demeurant, l'*Arctic* rapportait de cette campagne, 260 tonneaux d'huile et 259 pieds de fanons.

Le prix de l'huile, en 1861, était de 200 francs par tonneau, et celui des fanons de 9,500 francs par tonne.

On évalue à 1,300 tonneaux le total de la production d'huile de Dundee pour cette année. Ces chiffres représentent 1,170,000 francs environ, et la quantité de fanons est estimée à 57 tonneaux, dont la valeur totale serait de 541,500 francs.

Ensemble 1,711,500 francs.

Le produit des pêches précédentes avait été :

En 1865	de 63	tonneaux	d'huile pour	7	navires.
1866	340	—	—	11	—
1867	20	—	—	11	—
1868	970	—	—	14	—
1869	140	—	—	10	—
1870	760	—	—	6	—

En 1873, pour la pêche française, il y eut 200 navires baleiniers jaugeant 47,231 tonneaux. Nos renseignements nous permettent d'affirmer qu'en 1874 il y aura une diminution de 83 bâtiments.

Voici quelle doit être leur distribution géographique :

27 navires dans l'océan Arctique.
50 dans l'Atlantique.
20 dans l'océan Indien et mers de la Nouvelle-Hollande.
10 côtes occidentales de l'Amérique du Sud.
10 à la Nouvelle-Zélande.

Arrivé en ce point, il conviendrait sans doute de faire connaître les espèces principales qui sont poursuivies par l'homme. C'est là un exposé que nous avons l'intention de présenter, avec plus de détails, en nous occupant de la distribution géographique des Cétacés.

PHARMACEUTIQUE

ET PRODUITS UTILES

Ambre gris. — On connaît sous le nom d'ambre gris, en pharmacie, une substance d'origine organique, qui se présente sous forme de masses mamelonnées, de grosseurs fort diverses, d'un gris veiné de noir, quelquefois plus blanchâtres à l'intérieur, d'autres fois disparaissant sous des efflorescences adipocireuses. Souvent aussi on observe dans sa structure une sorte de stratification, et ces masses rappellent à l'esprit la manière d'être des bézoards. L'ambre gris exhale une odeur douce, mais assez pénétrante ; il n'a aucune saveur. Il est rare d'en rencontrer des morceaux pesant 500 grammes, mais il en a été trouvé, dit-on, atteignant jusqu'à 50 kil. Le plus souvent, c'est dans les eaux fréquentées par les Cachalots que cette substance, précieuse pour la parfumerie, se recueille à la surface de la mer.

On a émis les hypothèses les plus singulières sur l'origine et la formation de ce produit. Sans rappeler toutes les fables absurdes inventées, imprimées et perpétuées par les anciens pharmacologues, nous rappellerons seulement que Marco Polo, le vieux et naïf voyageur, paraît avoir été le premier qui connut l'origine à peu près exacte de ce corps. Il l'attribuait à la Baleine. C'était également l'opinion de Servat Morel qui, en 1593, annonçait à l'Escluse la même origine pour l'ambre. De nos jours l'opinion la plus accréditée fait considérer la production de ce corps singulier comme le résultat d'une affection intestinale chez le Cachalot. Certains baleiniers en sont tellement persuadés qu'ils ne manquent jamais de rechercher, dans le voisinage du cœcum des animaux capturés, s'il n'existe pas quelque masse d'ambre. Pendant le dépècement, après un coup donné, par hasard, près de l'anus ou dans une circonvolution intestinale, il s'échappe quelquefois des mamelons durs, odorants, qui flottent sur l'eau ; on les recueille, et c'est ainsi qu'on peut se procurer accidentellement l'ambre gris.

Nous croyons que la nourriture spéciale du Cachalot, qui consiste surtout en mollusques mous, tels que les Céphalopodes, contribue singulièrement à déterminer l'odeur si caractérisque de ce singulier produit. La présence, dans la masse, de becs de Calmars et probablement aussi d'autres espèces de Sèches, jointe à ce que nous savons de l'odeur musquée si spéciale qui émane de ces mollusques, tout concourt à nous faire regarder ces animaux comme les causes premières de cette concrétion intestinale.

Lorsqu'on chauffe l'ambre gris, il se ramollit, puis fond, et brûle avec une flamme fuligineuse. Il donne par la distillation sèche de l'acide benzoïque. Il est soluble dans l'alcool chaud, dans l'éther, etc.

En le traitant par l'alcool bouillant et en l'abandonnant au refroidissement, il se dépose des cristaux qui, purifiés, sont l'ambréine. C'est un corps aiguillé, blanc, fusible à 35°, soluble dans l'alcool, l'éther, les huiles grasses. De l'analyse qu'en fit Pelletier, il résulte qu'il est formé de :

Carbone....................	83,37
Hydrogène..................	13,32
Oxygène....................	3,31

Cette formule rapproche, on le voit, ce corps de la cholestérine. En faisant bouillir l'ambréine avec de l'acide nitrique, jusqu'à cessation de vapeur, puis étendant d'eau et saturant par le carbonate de plomb, on obtient l'acide ambréique, qu'on purifie par dissolution dans l'alcool. C'est une substance légèrement jaunâtre, cristallisée en tables, et soluble dans l'alcool et dans l'éther.

Pelletier, qui l'a analysée, lui a trouvé la composition suivante :

Carbone........................	51,96
Hydrogène	7,07
Azote..........................	8,59
Oxygène........................	32,37

En 1864 la France avait exporté pour près de 121,000 fr. d'ambre gris, représentant un peu plus de 100 kil. de cette substance première.

En thérapeutique, l'ambre gris a été employé comme antispasmodique, dans les cas de névrose, de convulsions; on l'administre en poudre à la dose de 0,50 c. à 2 gr. Ce médicament est à peu près abandonné maintenant. En Allemagne cependant, l'ambre gris est employé à l'égal du musc. Il entre dans la préparation des diablotins et du cachundè. La seule préparation officinale qui se pratique encore est la teinture d'ambre, faite par digestion avec :

Ambre..........................	100
Alcool à 80°....................	1,000

L'essence royale, parfum fort employé autrefois, et qu'on trouve encore dans les anciennes pharmacopées, contenait :

Ambre gris.....................	24, 0/0.

En cette année 1874, le cours de l'ambre gris, très-élevé, a atteint 4,000 fr. le kilogr., et la consommation moyenne des grandes parfumeries de Paris ne dépasse pas 4 à 6 kilogr. par an, d'après les renseignements qui nous ont été fournis obligeamment par MM. Piver et Pinaud.

Blanc de Baleine. — Dans notre description anatomique des os du crâne des Cétacés, nous avons fait connaître quelle était, chez le Cachalot, la disposition des réservoirs à blanc de Baleine.

Nous avons dit aussi comment une paroi aponévrotique, susceptible même d'ossification, limitait et cloisonnait cette vaste cavité qui, placée sous la peau, donne à l'animal cet aspect si monstrueux, tout en lui servant de flotteur grâce à la facile densité de son contenu.

Le blanc de Baleine est la partie concrète, cristalline, qui se sépare, par le refroidissement, de l'huile contenue dans ces vastes sinus craniens.

C'est un corps d'un beau blanc nacré, se présentant en fines paillettes, fusible à 49°, et se prenant par le refroidissement en une masse cristalline et lamelleuse.

Dans l'industrie, on purifie le blanc de Baleine en le traitant par une faible solution de potasse ; on le lave, on le fond dans l'eau bouillante et on le coule en pains de 15 à 16 kil. Pour obtenir, dans les laboratoires, cette substance dans un état de pureté satisfaisant, après l'avoir comprimée fortement, afin d'en chasser toute l'huile qui pourrait être emprisonnée entre ses différentes parties, on la fait cristalliser dans l'alcool bouillant.

MM. Dumas et Chevreul ont étudié le blanc de Baleine pour la première fois ; ils ont fait voir qu'il était un composé unique de palmitate de cétyle.

Mais depuis M. Heintz, dans de récents travaux, a montré, par des recherches très-minutieuses et fort longues, que le blanc de Baleine, loin d'être une substance aussi simple, était au contraire d'une composition fort complexe, et formé d'un mélange d'éthers stéarique, palmitique, cétique, myristique et coccinique de l'éthal et du sthétal.

Toutefois la cétine, ou palmitate de cétyle, en serait l'élément constituant.

Le blanc de Baleine brûle avec une flamme blanche, éclairante, et les expériences de Pohle Kelly et Chandler ont établi que le pouvoir éclairant de 1 litre de pétrole équivalait à 2 kil. de bougies de blanc de Baleine.

On estime également que un gramme de blanc de Baleine dégage, en brûlant, 10,3 calories.

A cause de son prix élevé, le blanc de Baleine est sujet à de nombreuses falsifications. Il a été notamment adultéré avec de la cire, de l'acide margarique et du suif. On reconnaît assez facilement la première fraude au moyen de l'éther, qui donne une solution trouble et laiteuse. Au reste le blanc de Baleine, ainsi falsifié, est moins lamelleux et plus friable.

Dans le second cas le point de fusion est abaissé de 28 à 30°. Si l'on triture un peu de la substance, ainsi fraudée, avec de la potasse, on obtient un dégagement d'ammoniaque.

Le suif communique en outre son odeur si spéciale et désagréable au blanc de Baleine.

Le blanc de Baleine a une multitude d'emplois dans l'industrie de l'éclairage et de la parfumerie. Je n'en parlerai point pour ce qui est de la thérapeutique. Il ne figure plus guère que dans la pharmacie des cosmétiques.

Il suffit de rappeler son emploi dans le *coldcream :* on en fait encore un cérat; il sert également de base à un papier antiarthritique (Phar. Bav.). En 1864 la France en avait importé 58,036 kilogrammes, représentant environ 90,000 fr.

FANONS.

Nous n'ajouterons rien à la description que nous avons donnée des pièces de cette armature buccale. On sait combien nombreux en étaient les emplois, avant que l'industrie produisît des lames d'acier suffisamment élastiques pour les remplacer.

En 1351, nous trouvons dans les comptes royaux la mention suivante, qui établit suffisamment pour cette époque l'emploi des fanons de Baleine :

Pour faire forgier la garnison d'argent d'une verge de Balleine.

Aujourd'hui on s'en sert beaucoup moins. Nous regrettons de ne pouvoir donner la statistique récente des importations de cette substance. Les derniers relevés commerciaux que nous possédions s'arrêtent en 1869. A cette époque, l'importation était de 127,629 kil. de fanons bruts, valant à peu près 1,500,000 fr., et l'exportation, représentée par 14,900 kil., atteignait le chiffre de 196,000 fr.

HUILES DES CÉTACÉS.

L'industrie emploie, aujourd'hui, une grande quantité d'huiles, fournies par les Cétacés, qu'elle fait servir à la fabrication des savons mous, à l'apprêt des cuirs et à l'éclairage. Les principaux Cétacés d'où proviennent ces huiles sont les suivants :

La Baleine;
Le Cachalot;
Les Delphinus globiceps, Phocæna, etc.

Huile de Baleine. — L'huile de Baleine provient de la fonte de la langue, pesant plusieurs centaines de kilogrammes, ainsi que du lard qui, sous une grande épaisseur, double la peau des animaux de ce genre. Après avoir divisé le tissu adipeux en morceaux plus ou moins réguliers, 0^m 30 à 0^m 40, on le fait fondre sur le lieu de pêche, le plus généralement, et l'huile est recueillie sous le nom d'huile de Baleine. Cette huile contient une grande quantité de cétine, peu de phocénine, de l'oléine et de la margarine; c'est un liquide plus ou moins brun, le plus souvent trouble et d'une odeur infecte. Filtré, il est d'un jaune rougeâtre, transparent.

Elle se congèle à 0° ; densité à 20° = 0,927. On l'épure en la soumettant à l'action de la craie, de la vapeur d'eau, de l'acide sulfurique, et on la filtre sur du noir animal. Malgré cela, elle exhale toujours une odeur repoussante.

Une seule Baleine peut donner jusqu'à 100 tonneaux d'huile.

Huile de Cachalot. — Cette huile, qui se sépare, abandonnant le blanc de Baleine par refroidissement, est un liquide jaune clair, offrant l'odeur désagréable de l'huile de poisson. Densité à 15° = 0,884.

Huiles de Dauphin et de Marsouin. — Ces huiles s'obtiennent, par la chaleur, du lard des *Delphinus globiceps, Phocæna*, etc. Leur couleur est jaune citron, leur odeur rappelle celle des huiles de poisson.

La densité de l'huile de Dauphin est, à 20°, de 0,9178. Exposée à une température de — 3°, elle se sépare en une substance cristalline et en une huile qui se congèle à + 2°.

L'analyse a révélé la présence, dans cette huile, d'acide phocénique, d'oléine et de phocénine.

La densité de l'huile de Marsouin est, à 16°, de 0,937.

Elle contient les mêmes substances que l'huile de *D. globiceps*, plus une matière colorante rouge orange.

Le *D. globiceps* donne environ un à deux barils d'huile fine par individu.

Ce qui caractérise bien les huiles de Dauphins, c'est leur extrême avidité pour l'oxygène. Au contact de l'air elles s'épaississent, et prennent, en assez peu de temps, un poids spécifique assez élevé.

TABLEAU DE QUELQUES RÉACTIONS

PARTICULIÈRES AUX HUILES DES CÉTACÉS.

HUILES.	BISULFURE de calcium.	CHLORURE de zinc.	ACIDE sulfurique.	BICHLOR. d'étain.	ACIDE phosphorique.	NITRATE de mercure.	SOUDE caustique.
DE CACHALOT.	Savon jaune d'or.	Masse blanche légèrement jaunâtre.	Rouge brun.	Brun rouge violacé, puis rouge orangé.	Jaune paille.	Pas de coloration.	Rouge foncé.
DE BALEINE.	Savon jaune pâle.	Pas de décoloration. A chaud, jaune brun.	Id.	Jaune orange, puis acajou.	Jaune paille, puis orangé. A chaud, noir verdâtre.	Jaune pâle.	Id.
	BICHROMATE de potasse.	BIOXYDE d'azote.	AMMONIAQUE LIQUIDE.				
DE BALEINE.	Grumeaux rougeâtres sur fond gris.	Mousse très-volumineuse ne s'affaisant pas.	Grumeaux jaune foncé, noircis par le chlore gazeux.				

Les usages de ces huiles sont les mêmes que ceux des autres huiles de Cétacés.

DENT DU NARWHAL. — LA LICORNE.

Pendant toute l'antiquité, on a cru à l'existence d'un animal de configuration fabuleuse, porteur d'une corne immense, saillant au milieu du front.

Aristote et Pline en donnèrent gravement des descriptions, bien qu'ils affirmassent ne l'avoir jamais vu.

Pendant tout le moyen âge cette croyance s'affermit de plus en plus, et devint le prétexte d'une foule de pratiques superstitieuses concernant l'art de guérir.

La Licorne était considérée comme l'emblème de la pureté; tout fragment de corne en provenant, mise au contact de substances toxiques, devait immédiatement annihiler le poison. Aussi voyons-nous, au cours des quatorzième, quinzième, seizième siècles, employer la dent du Narwhal comme antidote, comme « espreuve », ainsi que l'on disait.

On la faisait servir à toucher les mets et les boissons, sans préjudice à son emploi dans les confections pharmaceutiques les plus réputées de ces époques.

La récolte de ces dents, longtemps peu fructueuse, le mystère dont on l'entourait, donnaient une grande valeur à ce médicament, tout en empêchant la connaissance exacte de sa nature.

Des commerçants et des détaillants en trafiquaient spécialement; on vit même, jusqu'au dix-septième siècle, des marchands vendre sérieusement de l'eau ayant servi à la macération des fragments de cette corne, et à laquelle le public attribuait une valeur curative.

Pour donner une idée de l'ensemble de ces pratiques bizarres, nous allons extraire et présenter rapidement quelques passages empruntés aux comptes de dépenses de maisons princières et abbatiales de ces époques.

En 1474, d'après « les estats du duc de Bourgogne », nous assistons à l'essai des mets à la table du duc :

Le sommelier porte en ses bras la nef d'argent; ensemble le baston d'argent et la licorne, dont on fait l'espreuve, en la viande du prince. Et doibt le vallet servant prendre la petite nef où est la licorne et la porter au sommelier qui est au buffet; et le sommelier doit mettre de l'eau fresche sur la licorne et en la petite nef et doibt bailler l'essay au sommelier, vuydant de la petite nef en une tasse, et la doibt apporter en sa place, et faire son essay devant le prince, vuydant l'eau de la nef en sa main.

En 1512, voici, d'après un roman fort en vogue, l'état des connaissances que l'on avait de l'histoire naturelle du Narwhal, ou plutôt de la Licorne :

Roman d'Alixandre (*De prop. rer.*).

An 1512.

La licorne est grant et grosse comme un cheval, mais plus courte de jambes ; elle est de couleur tannée. Il est trois manières de ces bestes cinommées licornes.

Aucunes ont corps de cheval et teste de cerf et queue de sanglier, et si ont cornes noires plus brunes que les autres.

Ceux-ci ont la corne de deux couldées de long. Aulcuns ne nomment pas ces licornes, dont nous venons de parler, licornes, mais monoceros et monoceron.

L'autre manière de licorne est appelée églisseron, qui est à dire chièvre connue. Ceste cy est grant et haulte comme ung grand cheval et semblable à ung chevreuil et a sa grant corne tres aguhe. L'autre manière de licorne est semblable à ung beuf et tachée de taches blanches. Ceste cy a sa corne entre noire et brune, comme la première manière de licorne dont nous avons parlé.

Ceste cy est furieuse comme un thoreau quand elle voit son ennemy.

An 1530. — Extrait d'un compte de pharmacie pour fournitures faites à l'abbesse de Jouarre (Marne).

Formule de l'électuaire ordinaire de Madame :

1 gros de perles.
8 grains de licornes.
1 scrupule de corail.
2 grains de cœur de cerf.
Le tout doré de fin or.

Ce remède couteux est coté 4 livres. Il en est question trois fois dans le mémoire.

La haute valeur de ce singulier médicament nous est encore attestée par cette boutade de Brantôme, que nous demandons la permission de citer :

An 1580.

Bien pis fit un que je sçay, qui, vendant un jour une de ses terres à un autre, pour 50,000 escus, il en prit 45,000 en or et argent, et pour les 5 restant, il prit une corne de licorne. Grande risée pour ceux qui le sçurent. Comme, disoient-ils, s'il n'avait assez de cornes chez soi sans adjouster celle-là! (BRANTÔME.)

En 1692, Pomet, dans son *Histoire des Drogues*, moins énergique qu'Ambroise Paré, ne veut pas encore contredire les effets plus que douteux de la corne de Licorne; il dit cependant en propres termes :

Ce sont les tronçons de cette corne que nous vendons à Paris, comme ils se vendent ailleurs, pour véritable corne de licorne, à laquelle plusieurs personnes attribuent de grandes propriétés, ce que je ne veux ni autoriser ni contredire.

Au dix-huitième siècle, l'histoire de ce médicament n'est plus qu'une légende.

A côté de ces singuliers remèdes, il convient, pour terminer, de rappeler ceux que les formulaires anciens employaient encore, comme provenant des Cétacés, et les vertus qu'ils leur concédaient.

L'estomac du Dauphin, desséché et pulvérisé, était employé dans les maladies de la rate, et son foie, dans la fièvre intermittente.

La graisse provenant du *D. Phocæna* était utilisée pour le traitement des humeurs froides.

Le blanc de Baleine était opposé aux dyssenteries; il était préconisé également dans les affections de poitrine. Schrœder ordonnait l'emploi de la graisse de la Baleine comme topique de la gale.

DISTRIBUTION GÉOGRAPHIQUE

DES ESPÈCES ACTUELLES.

On se ferait une étrange et très-fausse idée des lois de la distribution des Cétacés, si l'on supposait qu'ils sont répandus indistinctement et sans aucun ordre à la surface de toutes les mers, et que des espèces, souvent dissemblables, tout en appartenant à un même genre, habitent les mêmes eaux.

Pendant longtemps, nos maîtres dans la connaissance des lieux de stationnement propres à ces animaux ont été les baleiniers. Appelés par les nécessités du métier à rechercher, d'abord les mers où ils trouveraient ce qui fait l'objet de leurs poursuites, et, en outre, amenés à choisir et par suite à distinguer les espèces les plus profitables à leur industrie, ils nous ont révélé des faits d'un grand intérêt et ont, pour la première fois, permis de reconnaître qu'un ordre réel existait dans la répartition des espèces.

Bien que les limites de ce que nous pourrions appeler les aires respectives de circulation de chacun de ces animaux soient encore loin d'être bien définies, par suite de raisons diverses, au nombre desquelles on peut ranger le petit nombre d'observations d'ordre vraiment scientifique et ensuite l'humeur vagabonde de quelques Cétacés, humeur qui les entraîne à s'égarer fort loin du lieu où l'on a l'habitude de les trouver, on peut néanmoins tracer dès maintenant, avec quelque certitude, des zones de circulations et indiquer en même temps les eaux qu'ils fréquentent plus particulièrement.

Le lieutenant Maury, de la marine américaine, lorsqu'il faisait ses recherches sur la direction et la température des courants sous-marins, avait déjà observé les allures singulières de bon nombre de Cétacés, et révélait ce fait inattendu, que ces animaux exécutent des voyages périodiques à certaines époques de l'année. Mais toujours les mêmes, ces voyages qu'on pourrait, quelque singulière que semble l'appellation, nommer circulaires, ramenaient, à des époques fixes, ceux qui les accomplissaient vers les parages d'où ils étaient partis précédemment. En cherchant des rapprochements, on s'aperçut bien vite qu'il existait une relation presque constante entre ce parcours à la surface de la mer, et celui qu'effectuent, au sein des divers océans, les courants dits sous-marins. Et pour compléter la même observation, on remarqua que certaines régions, non parcourues par des courants, ou différant par la présence d'un fleuve sous-marin froid, ou d'un autre fleuve de température plus élevée, restaient et sont encore complétement privées d'habitants; car on ne peut concéder cette qualification d'habitants en faveur de quelques individus, d'espèces souvent fort différentes, que les poursuites de leurs ennemis ou telle autre cause que l'on voudra supposer ont jeté hors de leur route et fait se perdre dans des lieux qui leur sont étrangers totalement. Cependant il est bon d'ajouter que nous ne pouvons affirmer notre connaissance complète de tous les individus du groupe des Cétacés qui peuplent les eaux, ainsi que le prouverait suffisamment l'apparition, il y a une douzaine d'années, du *Dioplodon europæus* sur les côtes de France, que depuis lors on n'a point revu, et, partant, nous ne sommes pas assurés de l'absolue solitude de ces régions.

Les causes qui retiennent chaque espèce cantonnée entre plusieurs degrés de latitudes diverses sont complétement inconnues. Quelques naturalistes ont émis l'hypothèse vraisemblable que la présence sur les mêmes lieux des animaux qui servent à leur alimentation était une raison péremptoire et décisive. Nous penchons vers cette façon de voir, et ce qui, selon nous, tend à confirmer ce fait, c'est que, de l'inspection des cartes que nous avons dressées, il semble résulter bien évidemment une plus grande aire générale de circulation au profit des espèces les mieux armées, et, qu'on nous permette le mot, presque carnassières, comme le sont les Cétodontes, à même de trouver presque partout les éléments de leur nourriture, au détriment des Mysticètes, réduits, il n'en faut pas douter, à suivre les migrations des infimes espèces pélasgiennes qui forment le fond de leur pâture.

Lorsque nous dûmes publier les cartes faisant suite à ces pages, et qui sont destinées, dans notre esprit, à faire voir la localisation si nette des espèces, nous avions pensé pouvoir accomplir le même travail pour tous les genres de Cétacés; mais nous avons dû renoncer rapidement à ce projet, à cause des difficultés sans nombre qui se sont présentées; autant dans la nomenclature que dans l'état de nos connaissances sur la distribution et les limites de certains genres importants, il règne une confusion inextricable. Une des causes est la suivante :

D'après les observations, il appert qu'il existe, pour les Cétacés, deux faunes bien particulières au point de vue de l'ensemble et de la composition. L'une est boréale, l'autre australe. Dans l'une comme dans l'autre, on compte un certain nombre d'espèces recherchées par les baleiniers; mais la faune boréale est plus particulièrement accessible aux pêcheurs du vieux continent, lesquels la pratiquent depuis fort longtemps, passant d'une espèce à l'autre au fur et à mesure que son extinction devient de plus en plus grande, tandis que la chasse des espèces australes est particulièrement le monopole des Américains. Nos connaissances de cette faune sont, de ce côté, encore actuellement fort incomplètes, et l'on est en droit de dire qu'il faut s'attendre à des découvertes tout à fait imprévues dans ces régions, ainsi que pourrait le faire présumer celle du *Balæna macleayius*, déterminé en 1872 seulement (Gray).

Nous nous sommes donc vu contraint, quoique à regret, à ne donner, quant à présent, que la carte des genres que l'on possède le mieux, et à les faire suivre de tables, dans lesquelles nous avons réuni, d'après les auteurs et nos recherches propres, les éléments connus de la population de chaque région.

Auparavant, nous entrerons dans quelques détails sur les stations des genres les plus importants, et de quelques-unes de leurs espèces; mais nous ne nous dissimulons pas que, dans cet exposé comme dans ceux qui précèdent, l'état des connaissances actuelles nous force à laisser des lacunes infiniment regrettables.

Afin de conserver l'ordre antérieurement établi, nous parlerons d'abord des Mysticètes, puis des Cétodontes.

MYSTICÈTES.

BALÆNIDÆ.

GENRE BALÆNA.

Le premier genre, et le mieux connu du reste, dont nous ayons à nous occuper, est le genre *Balæna*.

En général les Baleines ne vivent pas par bande; le plus souvent, c'est par couple qu'on les rencontre.

Jamais on n'en trouve dans les régions équatoriales.

D'après les documents que l'on possède sur ces animaux, il n'y a que cinq ou six espèces vivantes dont on puisse parler avec quelque assurance.

HÉMISPHÈRE BORÉAL.

Balæna Mysticetus.

La première de toutes est le *Balæna Mysticetus*, ou Baleine du Groënland, devenue extrêmement rare au Groënland même, car c'est tout au plus si l'on en pêchait une ou deux par an, et encore pas toutes les années, dans la dernière période décennale.

Son aire de parcours s'étend, pour les saisons d'hiver et d'été, du 64° au 78e degré. En hiver, on peut lui assigner comme propre toute l'étendue de la mer Polaire et spécialement, en direction, celle du courant froid.

On la rencontre au détroit de Davis et dans la baie de Baffin. Elle pénètre dans le Pacifique par le détroit de Behring, et l'on en a trouvé des débris sur le rivage de la mer d'Okhotsk. Les limites qu'elle prend dans cette mer sont celles jusqu'où parvient la Baleine du Japon, au nord. Dans l'Atlantique, elle s'arrête à peu près à la même limite sud, se rencontrant avec la Baleine de Biscaye.

Balæna Biscayensis, ou Nord-Kaper.

Jusqu'en 1857 on considérait que la pêche de cette Baleine commencée par les Basques, au moyen âge et poursuivie avec acharnement presque jusqu'à nos jours, avait eu pour résultat l'anéantissement complet de cette espèce. Cette croyance était fort enracinée, lorsqu'à la date que nous venons de citer, le savant professeur Eschricht, de Copenhague, eut quelques données sur un Cétacé échoué à Saint-Sébastien. Il n'hésita point à faire le voyage pour venir étudier sur place, et il reconnut que ce squelette ne pouvait être confondu avec celui d'un *Mysticetus*, et qu'il présentait en outre un ensemble de caractères suffisant pour qu'il fût permis de reconnaître en lui un des rares représentants de ce Cétacé qu'on croyait éteint. Des documents américains apprenaient en même temps que cette même Baleine avait été autrefois poursuivie sur la côte de Terre-Neuve, et, de l'ensemble de ces connaissances, on est maintenant autorisé à tracer, pour ce Cétacé, une aire géographique allant du 35° au 60° degré de latitude nord, dans laquelle, à vrai dire, il est devenu extrêmement rare.

Balæna Japonica.

Cette Baleine, objet principal de la chasse actuelle, a une marche singulièrement parallèle, quoique à distance, avec celle qu'effectuait autrefois la *Balæna Biscayensis*. Elle a sa station dans l'océan Pacifique du 40° au 60° degré, et circule presque uniquement sur le courant d'eau froide appelé courant noir du Japon, allant de la mer Jaune aux îles Aléoutes, et poussant jusqu'à la côte américaine pendant une saison, pour revenir ensuite à la côte japonaise, à la suivante.

HÉMISPHÈRE AUSTRAL.

Balæna Australis ou Baleine du Cap.

Ce Cétacé passe du Brésil au cap de Bonne-Espérance, durant la période de novembre à janvier. La Baleine du Cap se retire pour mettre bas, sur les côtes d'Afrique, de juin à novembre.

Les points où elle a surtout été signalée sont Algoa-Bay, îles Tristan et côtes du Brésil.

Black-Whale. — Eubalæna-Marginata.

Entre le cap de Bonne-Espérance et la côte ouest de la Nouvelle-Hollande, habite une Baleine désignée sous l'appellation de *Black-Whale*. Nous n'avons aucune donnée sur ses caractères zoologiques.

On suppose toutefois qu'elle doit constituer une espèce distincte, d'après l'assurance qui en a été donnée par les baleiniers.

Balæna Antipodarum.

Commune à la Nouvelle-Zélande pendant la période de mai à juin. Ses lieux de stationnement sont : Acaroo, Claudy-Bay. Elle vient au nord au mois de mai, retourne à l'est vers le mois d'octobre, puis remonte au nord.

Balæna Macleayius.

Enfin, en 1872, M. Gray a fait connaître une petite Baleine qui circulerait, selon lui, sur la portion du courant australien infléchi de Sydney vers la Nouvelle-Zemble. Les descriptions qu'il en a données font croire à une espèce réellement distincte, par lui nommée : *Balæna Macleayius*.

MEGAPTERIDÆ.

GENRE MÉGAPTÈRE.

Les animaux appartenant à ce genre ont été observés partout où il y a des Baleines. Comme elles, ils ont des stations régulièrement établies, et sont soumis, croit-on aussi, à des migrations périodiques.

Les seules espèces bien connues actuellement se réduisent à deux.

L'une boréale :

1° *Megaptera Boops.* — *Balænopter. longim.*

L'autre australe :

2° *Megaptera Lalandii.*

Megaptera Boops.

Il habite l'Atlantique. On le trouve communément au détroit de Davis au mois d'août et en septembre; il parcourt l'espace compris entre le 62° et le 66° degré.

Les stations sont : les côtes d'Islande, île Loffoten, côte de Norwége, mer d'Okhotsk.

Megaptera Lalandii.

Les stations de ce Cétacé sont actuellement : le cap de Bonne-Espérance, la côte de Buenos-Ayres, les îles Malouines. Il parcourt du 40° au 70° latit. sud.

Deux espèces peu connues ont leur habitation : l'une à la Nouvelle-Zélande et au cap Horn. Ce serait le *Megaptera Novæ Zelandiæ.*

L'autre, d'après V. Siebold, habiterait les parages des îles Aléoutes, la côte de Californie, et serait le *Megaptera Kuzira.*

BALÆNOPTERIDÆ.

GENRE BALÉNOPTÈRE.

On sait fort peu de chose des habitudes et de l'habitat des Cétacés composant ce genre. Cependant il semble qu'il y ait, comme pour les deux autres genres des Baleines et des Mégaptères, des individus habitant les régions tempérées de l'un et de l'autre hémisphère.

Mais, de même que leurs caractères zoologiques sont assez peu connus, on ignore également l'histoire de leurs migrations, et il faut se borner à citer les espèces principales que l'on croit posséder, et à donner, d'une manière générale, la liste des stations ou plutôt des mers où l'on a rencontré des Balénoptères, sans qu'il soit possible d'identifier, au fond, les noms des parages et celui de l'animal.

Eschricht considérait et reconnaissait les espèces suivantes :

Balænoptera rostrata
— *musculus*
— *laticeps*
— *Sibbaldii*
— *Swinhoei*
— *Schlegelii*
— *Patachonica*
— *Bonærensis*

L'ensemble des lieux où leur présence a été le plus souvent constatée seraient les suivants :

Golfe de Bahia et côtes de Pérou ;
Iles Seychelles et Maldives ;
Côtes d'Afrique et cap de Bonne-Espérance ;
Océan Pacifique, Côtes du Japon ;
Aléoutes, Californie ;
Mer des Indes, côtes d'Aracan, Malabar ;
Golfe du Bengale, mer Rouge ;
Côtes d'Islande, de Norvége, Manche, Portugal.
Labrador et Groënland.

Des Balénoptères pénètrent assez souvent dans nos fleuves, harcelés par des Orques ou par d'autres Dauphins; mais aucune espèce ne paraît avoir sa station propre en Europe, suivant Eschricht.

PHYSETERIDÆ.

GENRE PHYSETER.

L'aire géographique des Cachalots est très-mal connue dans ses limites. Toutefois elle paraît être très-considérable, car on estime qu'en dehors des individus égarés qui s'aventurent beaucoup plus haut ou plus bas, on les trouve répartis entre le 50° nord et le 56° latitude sud. Là se bornent toutes nos indications sur leurs migrations et le chemin qu'ils parcourent probablement à chaque saison.

On sait seulement qu'à certaines époques de l'année ils s'approchent davantage des côtes, à la poursuite des bancs des Gades ou des Céphalopodes dont ils se nourrissent.

On ignore encore le nombre des genres entre lesquels il conviendrait de diviser ces Cétacés, et, quoiqu'il y ait de grandes probabilités pour que les espèces australes diffèrent réellement de celles de l'autre hémisphère, on ose à peine citer les trois ou quatre espèces qu'on serait tenté d'établir.

Les principales régions où la fréquence des Cachalots soit bien établie sont les suivantes :

Mer d'Okhotsk : Aléoutes.

Mer du Pacifique : côte du Chili, de la Bolivie.

Golfe de Mexico : mer des Antilles, baie de San Francisco.

Açores, cap Vert, golfe de Guinée, cap de Bonne-Espérance.

Océan Indien, mer du Bengale.

Côtes orientales de la Nouvelle-Hollande.

Les Cachalots pénètrent assez souvent plus haut que les parages que nous venons d'indiquer. On les a vus dans la Méditerranée, sur les côtes de France, dans la Baltique, sur les côtes d'Écosse, et, dit-on, jusqu'en Scandinavie. Mais nous persistons à voir dans la présence de ces individus isolés le résultat de changements de route dus à des causes perturbatrices diverses.

ZIPHIIDÆ.

GENRE ZIPHIUS.

Considérés longtemps comme éteints, des représentants de ce genre ont été trouvés, par M. Gervais, dans la Méditerranée.

D'autres encore ont été vus aux îles Shetland, et sur différents points de l'océan Atlantique. Mais on ne sait que peu de choses sur les limites de leur dispersion. Toutefois, M. Turner a donné la liste de quelques localités où on aurait constaté la présence du Ziphius cavirostris.

Fos (Bouches-du-Rhône).
Corse.
Cap de Bonne-Espérance.
Arcachon.
Buenos-Ayres.
Villefranche.
Iles Shetland.
Côtes de Scandinavie.

GENRE HYPEROODON.

On ignore complétement la distribution de ce genre. On a pris des individus en faisant partie, dans l'Atlantique, sur les côtes d'Angleterre, au Spitzberg. Là, se bornent tous nos renseignements

---

PLATANISTINÆ.

GENRE PLATANISTE.

Le Plataniste habite les eaux du Gange et ses nombreux affluents; il ne paraît pas qu'il descende jusque dans les eaux salées. On ignore jusqu'où il remonte le cours du fleuve.

GENRE INIA.

L'*Inia Boliviensis*, seul représentant connu du genre, se trouve par petits groupes de trois ou quatre individus dans les eaux de l'Amazone et de ses affluents. Il a été rencontré à plus de 700 lieues de la mer, vers laquelle, comme le Plataniste dont nous avons parlé, il ne descend pas, restant confiné entre le 19e et le 17e degrés de latitude sud.

GENRES DELPHINUS ET PHOCÆNA.

On peut, croyons-nous, et cela sans être taxé d'exagération, dire que, parmi les Cétacés, ceux qui représentent, dans la période zoologique actuelle, le summum de la résistance vitale et, par suite, acquièrent une véritable prépondérance, non-seulement numérique, mais aussi sous le rapport de la variabilité de la forme, ce sont les représentants des deux genres Delphinus et Phocæna.

La destruction des genres divers du groupe des Mysticètes se sera effectuée avec assez de rapidité dans le temps. Quelques siècles auront suffi pour la plupart d'entre elles. Il en est de même pour le Cachalot, poursuivi maintenant avec outrance. Et malgré cela, la pêche des Delphinoïdes, même quand elle prendrait un pareil caractère d'intensité, mettrait certainement un temps proportionnellement beaucoup plus long, toutes choses égales d'ailleurs, pour venir à bout de les détruire.

L'aire géographique parcourue par ces animaux est immense. Bien qu'il y ait lieu de séparer les deux genres dont nous avons à nous occuper, nous avons cru pouvoir indiquer leur répartition sur la même carte.

Depuis le 78° latitude nord jusqu'au 65° latitude australe, les mers sont sillonnées par des gammes considérables de ces animaux, avec cette particularité, cependant, que le genre Phocæna et les espèces qu'il comprend, bien que vivant parallèlement avec les Delphinoïdes vrais, ne paraissent pas devoir descendre plus bas qu'une ligne imaginaire menée 1° de la côte de Corée, à la hauteur de la ligne équatoriale, jusqu'à la côte de Californie, en décrivant un arc qui monte jusqu'au 45°, d'une part, et 2° de la hauteur du fond du golfe du Mexique, aux îles du Cap Vert et à la côte d'Afrique.

Il ne semble y avoir d'exception à cette règle que pour le Néomeris, qu'on a replacé dans le genre Phocæna, et qui habite la mer des Indes.

Cette distinction une fois établie, on voit quel immense parcours occupent les Delphinoïdes vrais. Leur habitat ne se borne même pas aux eaux salées, car plusieurs espèces font séjour d'une façon permanente et se reproduisent dans les eaux du Gange, de l'Iraouady, et, en Amérique, dans celles de l'Amazone, de ses affluents, et aussi dans celles du Tocantin. On croit également que quelques autres espèces, dont l'habitat serait plus particulièrement le séjour des eaux douces, auraient été rencontrées, à quelque distance de la mer, dans les eaux de la Plata.

L'affluence des Delphinoïdes et des Phocénoïdes sur certains points est remarquable. On peut dire qu'ils ont là de véritables zones d'intensité.

Le genre Orca, notamment, ainsi que quelques congénères, existent avec une abondance extrême dans certaines mers.

Sous la rubrique D. Orca nous avons représenté sur la carte les centres de développement et d'activité de plusieurs de ces Phocénoïdes. Un des plus importants est situé sur le courant du golfe ; il a pour limites, au nord l'Islande, à l'est le sud de la presqu'île Scandinave, la France tout entière. Au sud, il descend au détroit de Gibraltar, et à l'est il s'étend jusqu'à Terre-Neuve et au cap Farewell. Un autre centre non moins important comprend la mer de Corée, la mer du Japon, la mer Jaune et la surface des mers que parcourt souterrainement le courant japonais.

On pourrait peut-être créer un autre centre en faveur de l'océan Indien, qui est aussi le théâtre de nombreuses évolutions du genre *Neomeris ;* mais les matériaux font encore défaut pour décider la question.

Pour donner une faible idée de la fréquence et, par suite, des ravages que les familles des Phocénoïdes et des Delphinoïdes causent aux pêcheurs, sur certains points de notre littoral, nous citerons une décision de la chambre des prud'hommes de Marseille, en date de cette année (avril 1874) offrant une prime pour chaque Dauphin capturé dans les eaux marseillaises.

Dans l'hémisphère austral, nous voyons également des groupements analogues, constitués surtout par des Delphinoïdes. Ainsi nous voyons, du canal de Mozambique, à la hauteur du 15° degré de latitude australe, jusqu'au cap de Bonne-Espérance, et en remontant à l'ouest, le courant équatorial, à peu près à la même hauteur, une large surface de mer où pullulent des espèces diverses parmi lesquelles le Dauphin du Cap.

Si maintenant nous nous dirigeons vers l'Australie, nous voyons, au sud de cette grande terre, une semblable agglomération (1). La portion nord-est des côtes de l'Amérique du sud, comprise assez exactement entre 10 degrés au-dessus et 10 degrés au-dessous de la ligne équatoriale, est également fréquentée spécialement par des Delphinoïdes. Il en est de même de toutes les côtes ouest entre le 10e degré et le 50e degré de latitude australe. Enfin ces animaux abondent encore dans l'espace compris entre le cap Horn et l'embouchure de la Plata.

Il est impossible, vu l'humeur essentiellement vagabonde des espèces qui appartiennent aux genres *Delphinus* et *Phocæna*, de rien savoir de leurs migrations, ni des voyages qu'ils exécutent. Tout se borne à ce que nous en avons dit, et à la mention de quelques espèces propres à certains parages, mentions que nous donnons en détail dans les tableaux de distribution qui suivent.

Une particularité intéressante qui se dégage pourtant des travaux entrepris pour déterminer les rives de circulation des Cétacés, c'est l'observation d'une vaste étendue de mers située, pour les Delphinoïdes et les Phocénoïdes, au sud du courant mexicain, s'étendant jusqu'au 60e degré de latitude sud, sur une largeur de trois à quatre degrés, et où l'on n'observe aucun représentant de ces deux genres. Le centre de cet espace désolé peut être fixé à l'île de Pâques. C'est en quelque sorte une région désertée par eux.

Pour les Mysticètes, en dehors des autres localisations, nous trouvons également une longue région s'étendant

(1) Par suite d'une erreur survenue dans le coloriage des cartes, la teinte rose mise au sud de l'Australie doit être remplacée par du bleu foncé dans la planche III.

autour de l'île de Pâques, des îles Galapagos, de l'archipel de Mindanao, et correspondant assez bien, quoique de surface moindre, à celle que nous venons d'indiquer plus haut. Là encore pas de trace de Baleines. Une seule plus au sud, la Baleine des antipodes.

Un espace plus restreint, mais ayant également pour centre l'île de Pâques, est laissé en dehors de ce que nous savons de l'habitat des Cachalots.

Bien que nous ne songions à en tirer aucune conclusion, nous ne trouvons pas moins curieux ce fait, d'une vaste étendue d'eau, constituant une sorte de région dont l'accès est pour ainsi dire interdit à ces animaux.

TABLEAUX

DE LA

DISTRIBUTION GÉOGRAPHIQUE

DES ESPÈCES ACTUELLES

Régions.	*Espèces.*
Spitzberg	Delphinapterus Leucas.
	Monodon monoceros.
	Hyperoodon rostratus.
Nouvelle-Zemble. . . .	Balænoptera
	Delphinapterus Leucas.
	Delphinus orca.
	— Phocæna.
	Monodon monoceros.
Groënland.	Monodon monoceros.
	— spurius.
	Balæna Mysticetus.
	— physalus.
	— Boops.
	— musculus.
	— rostrata.
	Physeter macrocephalus.
	Catodon tursio.
	— microps.
	Delphinus orca.
	— Phocæna.
	— Delphis.
	— tursio.
	— albicans (Leucas).

Régions.	*Espèces.*
Islande	Balæna Mysticetus.
	— Physalus.
	Delphinus bidens.
Féroë.	Delphinus Deductor.
	— Phocæna.
	— orca.
	— albicans.
	Balæna Mysticetus.
	— musculus.
Shetland.	Monodon monoceros.
	Balæna physalus.
Orkney	Delphinus Delphis.
	— Phocæna.
	— orca.
	— deductor.
	— albicans.
	Aodon dalei.
	Catodon Sibbaldi.
	Physeter tursio.
	— microps.
	Balæna Mysticetus.
	Balænoptera Boops.
	— musculus.
Nouvelles-Hébrides . . .	Delphinus Phocæna.
	— orca.
	— melas.
	— Delphis.
	— tursio.
Écosse.	Delphinapterus albicans.
	Hyperoodon bidens.
	Monodon Monoceros.
	Physeter tursio.
	— microps.
	— Boops.
	Catodon macrocephalus.
	— Sibbaldii.

Régions.	*Espèces.*
Grande-Bretagne	Delphinus Delphis.
	— tursio.
	Phocæna communis.
	— orca.
	— melas.
	Beluga Leucas.
	Hyperoodon Butzkopf.
	Diodon Sowerbii.
	Monodon monoceros.
	Physeter macrocephalus.
	Balæna Mysticetus.
	Balænoptera Boops.
Irlande	Delphinus Delphis.
	— Phocæna.
	— orca.
	— melas.
	Hyperoodon Butzkopf.
	Physeter macrocephalus.
	— tursio.
	Balænoptera boops.
Finnmark	Delphinus Delphis.
	Orca gladiator.
	Phocæna communis.
	Delphinapterus Leucas.
	Balænoptera musculus.
	— Rostratus.
	Balæna Mysticetus.
Suède.	Monodon monoceros.
	Balæna Mysticetus.
	— physalus.
	Megaptera longimana.
	Physeter macrocephalus.
	Delphinus Phocæna.
	— orca.

Régions.	*Espèces.*
France	Delphinus Phocæna.
	— orca.
	— melas.
	— rissoanus.
	— griseus.
	— tursio.
	— rostratus.
	— Delphis.
	— dubius.
	Ziphius Cavirostris.
	Dioplodon robustus.
	Hyperoodon Butzkopf.
	Physeter macrocephalus.
	Rorqualus musculus.
	Balænoptera physalus.
	Balæna Biscayensis.
Gange et ses affluents. .	Platanista Gangeticus.
	Orcella brevirostris.
	— fluminalis.
Rives du fleuve Amour. .	Balæna Australis.
	— longimana.
	Delphinapterus Leucas.
Japon.	Delphinus longirostris.
	— orca.
	— melas.
	— globiceps.
	Balæna Japonica.
	Physeter macrocephalus.
	Neomeris.
Nouvelle-Zélande. . . .	Delphinus Zelandiæ.
	Physeter macrocephalus.
	Balæna Gibbosa.
	— Physalus.
	— Boops.
	— macleayius.
	— musculus.
	— antipodarum.

Régions.	*Espèces.*
Scandinavie	Delphinus Delphis.
	— Leucopleuros.
	— tursio.
	— orca { minor. gladiator. Eschrichtii.
	— globiceps.
	— Leucas.
	— Phocæna.
	Beluga.
	Ziphius cavirostris.
	Micropteron bidens.
	Monodon monoceros.
	Hyperoodon borealis.
	Balæna rostrata.
	— physalus.
	— Mysticetus.
Baltique et mer du Nord.	Delphinus Delphis.
	— rostratus.
	— tursio.
	Phocæna communis.
	— melas.
	— orca.
	— grisea.
	— Leucas.
	Hyperoodon rostratus.
	— micropterus.
	Physeter macrocephalus.
	Balænoptera musculus.
	— rostrata.
	— Boops.
	Balæna Mysticetus.

Régions.	*Espèces.*
Cap de Bonne-Espérance.	Balæna Australis.
	— sulcatus.
	Physeter macrocephalus.
	Delphinus Capensis.
	— Heavidsii.
Chili	Delphinus lanatus.
	— albimanus.
	— spinnipinnis.
	Physeter macrocephalus.
	Balæna antarctica.
Amazone et ses affluents.	Inia Geoffrensis.
	Delphinus Steno.
	— fluviatilis.

PALÉONTOLOGIE.

Nous avons dit, en commençant ce travail, que de nombreuses découvertes d'ossements fossiles avaient, à différentes reprises, été faites dans les couches géologiques qui forment certaines régions. Il importe à présent de donner quelques détails sur les recherches auxquelles ces fossiles ont donné lieu.

A vrai dire, beaucoup de travaux ne sont encore qu'une analyse fort sèche des débris trouvés, la coordination de tous les matériaux n'ayant pas encore été jugée possible ; nous ne pourrons donc en tirer toutes les déduction d'ordre philosophique que l'on serait en droit d'attendre en pareille circonstance. Nous espérons que, dans quelques années, cependant, on pourra être à même de porter un jugement plus sûr sur les affinités du squelette à l'état fossile, comparé à celui des espèces vivantes. Il y a là un problème zoologique important à résoudre, celui de la filiation, et dont on ne pourra avoir l'explication que lorsqu'on aura réuni et condensé le résultat de toutes les analyses dont ces débris de Cétacés auront été l'objet.

C'est dans les divisions moyennes et supérieures du terrain tertiaire que nous voyons tout à coup apparaître les premiers Cétacés. A vrai dire, des géologues américains ont affirmé avoir trouvé des Mysticètes dans l'éocène de leur pays ; mais, jusqu'à ce jour et en Europe, les observations les plus sérieuses et les plus minutieuses n'ont pas abouti à faire reculer au-delà du miocène l'existence de ces animaux.

Ce n'est pas d'hier que l'attention des naturalistes a été frappée par les découvertes souvent si considérables qui ont été faites de ces ossements, car, en 1757, un naturaliste italien décrivit des vertèbres de Baleine qu'il avait déterrées à Monte-Maggiore, dans le Plaisantin.

A Paris même, quelques années plus tard, un habitant de la rue Dauphine trouvait, en 1799, dans le sous-sol de sa cave, une portion considérable d'une tête de Baleine, que Cuvier décrivit ensuite sous le nom de *B. Lamanoni*, et en 1852 des vertèbres, probablement du même cétacé, furent encore trouvées dans cette rue.

A partir du commencement du siècle, des travaux de tout genre firent augmenter le nombre de ces débris fossiles, mais rarement ou eut des squelettes entiers. Ce n'est guère que depuis la construction des fortifications d'Anvers, en 1832, que l'on commença à avoir de sérieux matériaux d'étude.

En effet, cette ville, bâtie dans une plaine formée essentiellement par le Crag, est, peut-être à cause de sa position littorale, à une époque géologique ancienne, un immense ossuaire de Cétacés de toutes sortes. Toutefois on n'y trouve pas de Mammifères terrestres, ainsi qu'on l'a observé dans des gisements de l'Angleterre, appartenant à la même époque.

Depuis un siècle environ, qu'on a connaissance de la présence de ces fossiles, cet ossuaire a rendu des tombereaux d'ossements, et des découvertes précieuses qui y furent faites ont été, pour nous, en maintes circonstances, de véritables révélations.

Elles nous ont appris d'abord une particularité importante : c'est que les genres actuels étaient déjà représentés à ces époques reculées. Quelques espèces seules, plus ou moins archaïques dans leurs formes, ne sont pas venues jusqu'à nous. Mais elles ont aussi démontré combien il est dangereux de se laisser entraîner à la détermination d'espèce, lorsqu'on ne possède qu'un petit nombre de pièces, et même souvent qu'une pièce du squelette.

Ramenant ainsi dans de justes limites l'appréciation des fossiles, et faisant voir combien les petites différences spécifiques étaient nombreuses chez ces animaux et combien aussi on en avait exagéré la valeur.

En outre, elles nous ont fourni de nombreux termes de comparaison du plus haut intérêt, puisque certains sont complets et donnent, soit par le nombre, soit par certaines dispositions, un ensemble de caractère très-importants.

C'est ainsi qu'a été observée toute la valeur des différences d'insertions du maxillaire inférieur chez les Mysticètes et chez les Cétodontes, et qu'on a pu restituer des espèces confondues auparavant.

Mais, en dehors de l'immense intérêt qui s'attache à ces fouilles faites à Anvers, et dont les matériaux, pieusement recueillis à Bruxelles, nous promettent encore beaucoup de découvertes lors de leur publication, il a été fait, sur d'autres points du sol français, des trouvailles qui, quoique isolées, n'en sont pas moins bien dignes de considération.

C'est ainsi que l'on découvrit un jour dans la mollasse des environs de Montpellier, puis dans les grès miocènes de Léognan, des dents et des portions de mâchoires donnant la forme la plus archaïque que nous ayons de ces anciennes espèces.

Pris d'abord et considéré comme un reptile, le *Squalodon Grateloupi,* étudié depuis par MM. Gervais et Van Beneden, n'a pas tardé à occuper sa véritable place parmi les Delphinoïdes avec les caractères essentiels suivants :

Il présente au bout du rostre des dents fortes et coniques, un peu recourbées en arrière et préhensiles ; leur racine uniradiculée est garnie d'une épaisse couche cémenteuse ; plus en arrière, d'autres dents comprimées, aplaties, fortes, à couronne crénelée, rappellent, quoique nous ne voulions tirer aucune induction de cette forme, la manière d'être de la dentition chez certains reptiles.

Nous ne chercherons pas à savoir s'il y a, ainsi que l'ont pensé quelques cétologues, passage des Reptiles aux Cétacés; mais nous n'en tiendrons pas moins cette forme, quasi reptilienne, des dents comme un fait des plus intéressants, parce qu'il est contraire à une opinion émise, qui veut que les Cétacés des époques tertiaires n'aient différé que peu de ceux actuels. Il est incontestable que l'on a, dans le Squalodon, un Cétacé étrangement modifié.

M. Gervais a porté sur un autre Delphinoïde, le *Delph. Macrogenius*, un jugement anologue, quand il dit que cette espèce de Dauphin, le plus anciennement éteint, est aussi le moins semblable à ceux de nos jours.

On peut se demander si les différences qui existent, de nos jours, entre les Cétacés peuplant les deux hémisphères, et qui ont fait considérer l'hypothèse de deux centres de création comme probable pour ces animaux, se sont montrées pendant les périodes tertiaires.

M. Capellini, savant géologue italien, a formulé, pour les débris de Cétacés recueillis autour de la Méditerranée, une opinion dont nous ne connaissons pas les considérants, mais qu'il est bon d'énoncer toutefois. Il dit que la faune fossile italienne et celle du midi de la France sont identiques; cette faune a, selon lui, d'étroits rapports avec l'époque géologique actuelle des régions orientales et australes.

Sur la même question, les fouilles d'Anvers nous ont offert un parallèle assez intéressant. Les observations zoologiques modernes ont appris que ce sont, parmi les Mysticètes, les animaux de plus grande taille qui opèrent, à peu d'exceptions près, les plus longs voyages.

Partant de là, nous voyons encore aujourd'hui une petite Baleine, d'une quinzaine de pieds de long, appelée B. Macleayius, circuler dans une mer d'espace assez restreint relativement, celle qui sépare l'Australie de la Nouvelle-Zélande, et y demeurer confinée. Or, dans l'ossuaire d'Anvers, on a rencontré les ossements de Baleines naines, parfaitement caractérisées par la courbure du rostre comme de vrais Mysticètes, ayant toutefois d'autres caractères anatomiques complémentaires.

Or, si les temps sont restés les mêmes pour les mêmes espèces, ne sommes-nous pas amenés à tirer les deux déductions que voici :

Les petites Baleines du Crag représentent les petites Baleines australes de nos jours, et, partant, caractérisent une plus grande amplitude géographique de cette faune de régions chaudes. De plus, et en se plaçant au point de vue géologique, peut-être étaient- elles confinées dans une étroite étendue des mers tertiaires, comme le serait notre Méditerranée actuelle, mais plus large d'accès et permettant à d'autres genres d'y pénétrer et, s'y échouant, d'y laisser leurs dépouilles. Ainsi s'expliquerait, selon nous, sur un espace restreint, cette grande accumulation de Cétacés, qui n'a été retrouvée nulle part encore.

Pour ce qui est des espèces plus boréales, nous voyons, à Anvers encore, des Baleines voisines des Mysticètes, des Mégaptères et des Balénoptères. Là encore, nous sommes frappés de l'analogie qui existait entre la distribution des faunes anciennes et celles de l'époque actuelle, et nous en dégageons deux faits :

Le premier, c'est que, quelque élevée en latitude que pût être l'aire géographique de ces anciennes espèces représentant celles que nous appelons australes aujourd'hui, nous les voyons en rapport avec l'élévation de température qu'accusent en France les flores d'Aix, d'Armissan, de Sezanne, etc.

Et le second, c'est que les espèces vraiment boréales ne descendent pas beaucoup plus bas, de nos jours, qu'elles ne paraissent l'avoir fait lors de la formation du Crag à Anvers.

En dehors de ces êtres fossiles, il en a été recueilli d'autres loin de la mer, sur la côte, souvent à une altitude considérable, et dont l'apport a pu être fait pendant une période géologique relativement récente. Sans leur dénier la qualité de fossiles, on doit être tenu d'observer à leur égard une certaine circonspection.

Nous voyons qu'il existait, pour l'hémisphère septentrional, trois grands bassins à Cétacés, pendant la période tertiaire, avec ces réserves, bien entendu, que tous les débris qui nous en sont parvenus ne sont pas contenus dans les mêmes couches, et que ces limites des mers à Cétacés sont purement arbitraires, ne dépendant que de la découverte des fossiles qui en a été faite.

Un premier bassin embrasse le sud de l'Angleterre, la Belgique et cette surface très-considérable de terrain, qui va de la Baltique aux Alpes italiennes d'une part, et de l'embouchure du Danube à celle de la Loire, avec l'Autriche, l'Allemagne et la France. Deux prolongements existent encore vers le sud : l'un comprend le Portugal, l'autre l'Italie et l'île de Malte.

Un deuxième bassin s'étend du bord septentrional de la mer Noire, depuis la Crimée jusqu'au nord de la mer Caspienne; au sud, il s'arrête aux contre-forts du Caucase. La mer Noire et la mer Caspienne n'étant que les restes d'une ancienne mer séparant l'Europe de l'Asie, il n'y a rien d'étonnant à ce qu'on trouve des ossements de grands Cétacés dans le périmètre de leurs bassins, et le caractère littoral de ces parages nous est affirmé par la présence de débris de Siréniens et de Phoques qui fréquentaient l'embouchure des fleuves de cette époque.

Le troisième centre de Cétacés, américain cette fois, s'étend du golfe du Mexique aux rives du lac Michigan, et de l'ouest à l'est, du Rio del Norte aux Alleghanys.

En dehors de ces portions de mers bien constatées et d'une

certaine étendue, des découvertes ont été faites sur d'autres points situés en dehors des régions que nous venons d'indiquer.

En Suède : à Grasö, Gothland, Slokloster, Kinnekulle.

En Australie : à Parimoa, et à la Nouvelle-Zélande.

Si, maintenant, nous passons en revue les débris des animaux qui ont été trouvés, nous constatons d'abord : que les Mysticètes ont été abondants dès cette époque ; nous voyons dans le Crag d'Anvers des Baleines, des Mégaptères et des Balénoptères, toutes un peu moins grandes que celles de notre époque. Mais on a, en outre, rencontré des formes nouvelles de Baleines et un type nouveau, extrêmement important, en ce qu'il établit le passage des Cétodontes aux Mysticètes. Il a été désigné sous le nom de Cetotherium.

Les espèces du genre Balæna qui ont été rencontrées et déterminées maintenant sont les suivantes :

BALÆNA PRIMIGENIUS. = Probalæna (du Bus).

Dans cette espèce toutes les vertèbres cervicales sont soudées, à l'exception de la dernière, et les apophyses transverses inférieures sont réunies entre elles comme les supérieures.

C'est, dit M. Van Beneden, avec la Baleine australe plutôt qu'avec la Baleine du Groënland que le Probalæna montre de l'affinité. (*Ostéograph. des Cétacés*, p. 271.)

M. Gervais, considérant le genre Balénoptère comme le plus voisin du genre Cetotherium, admet la division suivante.

GENRE BALÆNOPTÈRE.

Genre Cetotherium.	Genre Plesiocetus.

GENRE CETOTHERIUM.

Tête plus longue et plus étroite qu'aucun Mysticète; l'occipital ne recouvre en dessus que la moitié de la longueur du crâne; les parois latérales du crâne sont visibles d'en haut; le frontal est plus large, dans sa position susorbitaire, qu'en se rapprochant de la ligne médiane, et derrière les fosses nasales il se recourbe en arrière, de manière à laisser un large espace entre lui et les os propres du nez; le bord postérieur du frontal est concave au lieu d'être convexe; les maxillaires supérieurs sont tronqués obliquement, en arrière, au-devant des frontaux.

Les os propres du nez sont longs et non échancrés sur leur bord antérieur, les mandibules sont fort étroites.

Les espèces que l'on a cru devoir créer sont les suivantes :

Cetotherium Ratkii, tertiaire de l'île de Taman.

Cetotherium priscum, Kertsch (Bessarabie), Mollasse et quaternaire.

Cetotherium Vandellii, Mollasse portugaise.

GENRE PLESIOCETUS.

Ce qui frappe d'abord à l'inspection de cette tête, dit M. Van Beneden, c'est la grande épaisseur des parois craniennes; la caisse tympanique est placée plus en avant que chez les Balénoptères vivantes, et la tête paraît plus étroite.

Quoique le crâne lui-même semble plus large, les os frontaux sont moins élargis d'avant en arrière dans la région susorbitaire, et leur bord postérieur est courbé.

Les côtes sont au nombre de douze; l'humérus est comparativement long ; ces Mysticètes étaient plus effilés que ceux d'aujourd'hui, leur corps était plus souple.

Espèces :

Plesiocetus Hupschii, crâne de Villiers (Calvados), et base d'un crâne trouvé dans le Crag de Suffolk.

Plesiocetus Burtinii.

Plesiocetus Garopii. Hollande et Anvers.

Plesiocetus Gervaisii.

Caisse tympanique, de Poussan (miocène), maxillaire inférieur, des sables marins de Montpellier.

Plesiocetus Cortesii.

Argiles marines pliocènes, Monte Pulgnasco.

M. Capellini en a trouvé des ossements à San Lorenzo in Collina.

Plesiocetus robustus? ossements trouvés à 840 pieds de la côte à Upland (Suède) en 1860, par M. W. Lilljeborg.

Les autres découvertes qui ont été faites de Mysticètes sont à peu près les suivantes :

Par M. Gervais, de débris ayant appartenu à des Balénoptères : dans les sables marins de Montpellier, faluns de Romans, faluns de Sales (Gironde).

Dans la Drôme, M. Delforterie a recueilli un crâne de Balénoptère, dans la mollasse.

En Suisse, dans la mollasse de Berne, une omoplate.

En Angleterre, district de Cornouaille.

Wurtemberg : mollasse d'Oberschwaben, débris d'un squelette de Baleine.

Suède : Grasö, Slokloster, Kinnekulle, Gammelstropp, ossements divers.

Brême : portion de crâne.

CÉTODONTES.

De même que pour les Mysticètes, on ne trouve pas de restes fossiles de Cétodontes au-delà des couches miocènes. On ne possède pas encore beaucoup de détails sur le nombre des genres qui ont été rencontrés, et de tous les Cétodontes, ce sont les Delphinides qui ont été le plus étudiés. Ces derniers animaux semblent avoir pullulé aux époques anciennes comme ils le font encore de nos jours. Ils ont été rencontrés en abondance surtout à Anvers.

M. du Bus, qui s'est occupé de les étudier, a publié une première liste des Delphinides du Crag, qu'il a pu déterminer. Nous pensons qu'il y a tout intérêt à la reproduire, vu l'autorité du savant cétologue.

Espèces :

Eurhinodelphis longirostris.

Crâne, un quart de moins dans tous les sens ; incisifs formant la moitié antérieure, en dimension, du rostre ; dents, au nombre de cinquante de chaque côté du maxillaire supérieur.

Crâne, 1m25 de long.
Priscodelphinus productus.

Tête incomplète :

Priscodelphinus robustus.
— validus.
— crassus.
— teres.

Priscodelphinus declivus.
— Monkowiensis.
— elegans.
— pulvinatus.
— cristatus.
Platydelphis canaliculatus.
Champsodelphis scaldensis.
Phocænopsis Scheynensis.
Eudelphis Mortezelensis.
Hoplocetus Borgerhontensis.
Palæodelphis grandis.
— minutus.
— annulatus.
— coronatus.
— arcuatus.
— fusiformis.
— zonatus.
— Pachyodon.
Scaldicetus Antwerpiensis.

En France on a trouvé les espèces suivantes, dues en partie à M. Gervais :

Delphinus pliocænus.

Faluns de Sales (Gironde).

Delphinus?

Miocène de Pézénas.

Delphinus planus.

Faluns de Romans (Drôme).

Delphinus Renovi.

Mollasse miocène du département de l'Orne.

Delphinus dationum.

Faluns de Sales.

Delphinus brevidens (*Stereodelphis* de Gervais).

Dents assez grosses, couronne très-courte presque hémisphérique.

Mollasse de Castrie (Hérault).

Genre Chamsodelphis :

Rostre allongé, symphyse du maxillaire inférieur $= \frac{2}{5}$ de la longueur totale, dents fortes, à racine plus épaisse que la couronne.

Dax, Sort et Léognan.

Deux espèces :

Chamsodelphis Macrogenius.

Mesoplodon Christolli, sables tertiaires de Poussan (Héraut).

Mâchoire inférieure.

Genre Physeter :

Fossile à Oberschwaben (Wurtemberg et dans la mollasse près d'Anapa).

Genre Delphynorrhynque :

Delphinorrhynchus sulcatus.

Fossile dans la mollasse.

Genre Monodon :

Une portion de dent a été trouvée dans les sables des Landes. Les caractères diffèrent un peu de ceux connus du Narwhal de nos jours.

TABLE DES SYNONYMES.

Jusque dans ces dernières années, et nous ne voudrions pas affirmer qu'il n'en est pas encore tout à fait de même, on comptait, au nombre des causes d'erreurs les plus préjudiciables à la science cétologique, l'abus que l'on a fait de l'emploi des synonymes pour ces animaux.

L'absence de documents suffisants et les dissidences dans l'appréciation ont fait, en effet, que la nomenclature cétologique s'est embrouillée de plus en plus.

Certaines espèces possédant une synonymie nombreuse, nous avons pensé faire une œuvre utile en reprenant le travail d'A. Murray et en le complétant. Nous donnons ainsi la liste de tous les noms qui ont été appliqués, suivant les auteurs, à des animaux souvent identiques, et nous avons reproduit les indications géographiques comme un complément très-utile.

MYSTICÈTES.

BALÆNIDÆ.

Balæna antipodarum Gray. — Nouvelle-Zélande.

Eubalæna Australis, Des Marginata, Gray. — Mers du Sud.

Balæna Biscayensis Eschr. — Régions moyennes de l'Atlantique.

Balæna Mysticetus Linn. Groenlandica Linn. Vulgaris Briss Glacialis Lacépède. — Mers du Nord.

Megaptera.

Longimana, Rudolph. Sulcata antarctica, Schlegel. Lalandi, Fesch. Boops Fabric. Australis Linn. Antarcticus Fr. Cuvier. Americana Gray. — Mers des deux hémisphères, Bermudes, le Cap, embouchure de l'Elbe.

Balænoptera.

Boops Linn. Sulcata arctica Schleg. Jubarte de Lacépède. — Mers polaires, nord de l'Atlantique et du Pacifique.

Indica Blyth. — Océan Indien, baie du Bengale, mer d'Arabie.

Sibbaldius.

Laticeps Gray. Schlegeli. — Mer du Nord, archipel Indien.

Macrocephalus Eschr. — Mer du Nord.

Musculus Linn. — Nord Atlantique et Méditerranée.

Rostrata Fabr. Minor Eschr. — Nord Atlantique et mers polaires.

CÉTODONTES.

Physeter.

Australis W. Leay. — Mers australes.

Kreftii Gray. — Mers australes.

Macrocephalus Linn. Catodon, microps, tursio Linn. Trumpo Robertson. Gibbosus Schreb. Cylindricus, orthodon, sulcatus Lacépède. Polycyphus Quoy et Gaimard. Pterodon Linn. — Mers des tropiques, particulièrement les eaux du Pacifique.

Phocæna.

Affinis GRAY. Melas Owen. — Mers du Nord.

Communis CUV. — Océan Atlantique, partie nord, jusqu'au Groënland, côtes est de l'Europe, mer du Nord, Méditerrannée, côtes américaines, côtes de l'État-de New-York.

Physalus globiceps CUV. Melas TRAILL. Deductor Scorresby. Swin-Weal SIEBOLDI. Affinis, macrorrynchus GRAY. Phocænoïdes SCHLEG. Latirostris FLOWER. — Nord de l'Atlantique et mer polaire, nord du Pacifique, côtes du Groënland, Nouvelle-Zemble, Islande, Faroë, Orkney, Écosse, France, Amérique.

Griseus CUV. CUVIERII GRAY. Carbonarius BENNETT. Ventricosus LACÉP. — Côtes de France et d'Angleterre, océan Atlantique.

Heavidsii GRAY. Capensis CUV. Cephalorrhynchus FRÉD. CUV. Hastatus QUOY et GAY. — Le Cap.

Incrassatus GRAY. Indicus BLEPH. — Baie du Bengale.

Melas SCHLEG. Phocænoïdes CUV. — Mers du Japon.

Meridionalis FLOWER. — Tasmanie.

Orca F. CUVIER. Grampus GUNTH et DESM. Gladiator LACÉPÈDE. — Nord de l'Atlantique et nord du Pacifique, mers de France, du Japon, mers polaires.

Rissoana CUV. — Méditerranée.

Delphinus.

Abusalam RAPP. — Mer Rouge.

Acutus GRAY, ESCHRICHTII *Van Beneden.* — Mer du Nord, — Faroë, Islande, Yarmouth, Ostende.

Blainvillei GERVAIS. — Côtes de Patagonie.

Bredaensis FESCH. Rostratus CUV.

Planiceps SCHLEG. — Côtes de France et de Hollande.

Cœruleo Albus. MEYER. — Côtes est de l'Amérique.

Catalania GRAY. — Cap Melville, récifs australiens.

Coronatus FREMINVILLE. — Spitzberg.

Cruciger d'Orb. Biviettatus Linn. Albigena Quoy et Gaimard. — Cap Horn et Nouvelle-Hollande.

Delphis Linn. Vulgaris Lacép. Pernottensis Brauw. Thetyos Gerv. — Toutes les mers de l'hémisphère Nord.

Euphrosine Gray. Hollbelli Eschr. — Mer du Nord.

Frenatus Cuv. — Cap.

Frontatus Cuv. Reinwardtii Schleg. — Océan Indien, baie du Bengale, mer Rouge.

Leucopleuros Busch. — Mer du Nord, Christiania.

Leucorramphus Per. Peroni Less. Commersoni Lacép. — Mers de l'hémisphère sud, Van Diemen. — Nouvelle-Guinée, Magellan.

Longirostris Gray (Capensis Gray). — Mer du Japon, Malabar, Cap.

Lanatus Linn. — Côtes du Chili.

Maculatus Linn. — Mers du Sud.

Malayanus Linn. Plumbeus Fr. Cuv. Capensis Rapp. Dubius Cuv. Frontalis Dussum. Loriger Schreb. — Archipel indien.

Marginatus Duv. — Dieppe.

Mediterraneus Loch. — Baie d'Alger.

Nilsonis Gray. (Obscurus Nilss.) — Côtes de Suède.

Superciliosus Linn. Obscurus Gray. Fitzroy. — Terre de Van Diemen, cap Horn, côtes de Patagonie, cap Hope.

Tursio Fabric. — Nord de l'océan Atlantique.

Inia.

Amazonica. Spir et Mark. — Amazone et les larges affluents de cette rivière.

Plataniste.

Gangeticii. Cuv. — Gange et bouches de ce fleuve, autour du Delta.

Hyperoodon.

Butzkopf Thompson. Hunteri Desm. Borealis Nilss. Rostratum Ver. — Nord de l'océan Atlantique.

Desmarestii Risso. Doumetii Gray. Philippii. Cavirostris Gerv. et Duver.

Latifrons Gray. — Eaux anglaises.

Berardius.

Arnuxii DUVER. — Côtes de la Nouvelle-Zélande.

Ziphus.

Cavirostris. — FOS. Bouches-du-Rhône, Corse, les Aresquiés, Arcachon, cap de Bonne-Espérance.

Micropterus DESM. DALEI. — Mer du Nord. Havre.

Sowerbiensis BLAINVILL. Bidens GRAY. Sowerbii DESM.

Delphinapterus.

Beluga LEUCAS. PALLAS. — Mer polaire, nord du Pacifique, détroit de Behring.

Monodon.

Monoceros LINN. — Mer polaire, baie de Baffin, détroit de Behring.

BIBLIOGRAPHIE GÉNÉRALE.

Historia animalium, ARISTOTE, 322 av. J.-C.

Historiæ mundi, PLINE, 23 p. J.-C.

Halieutiques d'Oppien, IIe siècle.

De Natura animalium, ÉLIEN, IIIe siècle,

De Animalibus, 1478, ALBERT LE GRAND.

Historiæ animalium, GESNER, 1551-1587.

Histoire naturelle des poissons marins et étranges, 1 vol. De Aquatilibus, BELON, 1553.

De Piscibus, RONDELET, 1558.

Exoticorum, libri decem. *Anvers*, 1605, CLUSIUS.

Histoire naturelle, par ALDROVANDE, 1615.

Opuscula quatuor singularia de unicornu, *Hafniæ*, 1628, BARTHOLIN GASPARD.

Historia naturalis maxime peregrina. *Anvers*, 1633, par NIEREMBERG.

Histoire des Indes occidentales. *Leyde*, 1640, LAET.

Relations d'Islande et du Groënland, 1644, PEYRÈRE.

De Unicornu Observationes novæ, *Patavii*, 1645, BARTHOLIN THOMAS.

Nova Plantarum animalium, etc., t. XIV, in-fol., *Romæ*, 1651, HERNANDEZ.

Historia naturalis, 2 vol. in-fol., 1649 à 1653, JOHNSTON.

Museum Wormianum. *Amsterdam*, 1655, WORMIUS.

Histoire naturelle des Antilles françaises, 4 vol. in-4, 1664 à 1671, DUTERTRE.

Description de l'Afrique, 1668 à 1670, DAPPER.

Sur l'ambre gris, production végétale, 1673, R. BOYLÉ.

Monocerologia, seu genuinis unicornibus, *Racecurgi*, 1671, SACHS.

Historiæ piscium. *Oxford*, 1686, WILLUGHBY.

Phalainologia, in-4. *Édimbourg*, 1692, SIBBALD.

Voyage au Spitzberg et au Groënland. *Hambourg*, 1675, MARTENS.

Exercitationes de differentiis et nominibus animalium, in-fol. *Oxoniæ*, 1677, CHARLETON.

Nouveau Voyage autour du monde, 1679, page 138, DAMPIER.

Anatome Phocænæ, directæ in collegio Greshamensi. *Londini*, 1686. L'extrait dans les *Acta eruditorum*, 1682, TISON.

Scotia illustrata, in-fol. *Édimbourg*, 1684, SIBBALD.

Sur l'ambre gris, production animale, *Transact. philosoph.*, 1697, TREDWAY (ROB).

Voyage autour du monde, in-8, 7 vol. *Naples*, 1699, CARRERI GMELLI.

Description de la pièce d'ambre gris que la chambre d'Amsterdam a reçue des Indes orientales, pesant 182 livres. *Amsterd.*, 1700, CHEVALIER.

Groenlandica antiqua, in-8. *Copenhague*, TORFÉE, 1706.

Synopsis methodica avium et piscium, in-8. *Londres*, 1713, ROY.

Description de la pêche de la Baleine. *Amsterd.*, 1720. ZORGDRAGUER.

Voyages et aventures de François Leguat, 1720, par LEGUAT.

Nouveau Voyage aux îles d'Amérique, 1722, par LABAT.

De Leviathan Jobi et ceto Jonæ. *Breme*, 1723, HASÆUS.

Sur l'ambre gris, *Transactions philosophiques*, 1724, par BOYLSTON.

Essai sur l'histoire naturelle des Baleines, sur l'ambre gris, par DUDELEY, *Transact. philosoph.*, 1725.

Description du Japon, 1728, KOEMPFER.

Tableau du Groenland, in-4, danois, EGGÈDE, 1729.

Ostendianische Reise Beschreibung, in-8. *Chemnitz*, BARCHEWITZ, 1730.

Mémoire sur l'ambre gris, *Transact. philosoph.*, 1734, NEUMANN.

De Pisce prægrandi mular. Actes des curieux de la Nature, t. III, 1737, BAYER.

Ichthyologia, sive opera omnia de piscibus, in-8, *Leyde*, 1738. ARTEDI.

Détails sur le Narwhal, *Transact philosoph.*, 1738, par le docteur STEIGERTHAL.

Mémoire sur un Cachalot échoué à l'embouchure de l'Adour, DESPELETTE, *Hist. de l'Acad. des sciences* pour 1731.

Essays medical and philosophical, 1740, p. 335. De similibus animalibus et animalium calore, libri duo, 1740, MARTINI.

Corne d'un poisson trouvée dans le corps d'un vaisseau, *Transact. phil.*, 1741, MORTIMER.

Voyage à la rivière des Amazones, in-8. *Paris*, 1745, par LA CONDAMINE.

Relation de l'Islande, du Groënland et du détroit de Davis, in-8. *Hambourg*, ANDERSON, 1746.

TELLIAMED. *Amsterdam*, 1748, in-8, et *Paris*, 1755. DE MAILLET.

Historiæ naturalis piscium, 1740 à 1749, KLEIN.

Histoire naturelle, générale et particulière, in-4. *Paris*, par BUFFON, 1788.

De Bestiis marinis. *Mémoires de l'Académie de Pétersbourg*, 1751. STELLER.

Quadrupedum dispositio. *Leipzig*, 1751. KLEIN.

Voyage en Sibérie, de 1733 à 1743, 4 vol. in-8, GMELIN, *Paris*, 1767.

Essai sur l'histoire naturelle de la Norwége, 2 vol. in-4. *Copenhague*, de 1752 à 1753, par PONTOPPIDAN.

Recueil de figures de poissons, in-fol., 1754, RENARD.

Histoire du Kamschatka et des îles Kuriles. *Pétersbourg*, 2 vol. in-4, 1754, KRASCHENINNIKOF.

Le Règne animal, in-4, *Paris*. 1756, BRISSON.

Histoire naturelle du Sénégal, in-4. *Paris*, 1757, ADANSON.

Journal d'un voyage aux Indes orientales. *Stockholm*, 1757, OSBECK.

Observation on the coast of Guinea, in-8. *London*, 1758, ATKINS.

Journal d'un voyage au cap de Bonne-Espérance, in-12. *Paris*, 1763, La Caille.

Systema naturæ, 1766, Linnæus, 12e édit.

Historie van Groenland, 3 vol. in-8. *Harlem*, 1757, Crantz.

Planches d'histoire naturelle d'animaux du Nord, 1767 à 1779, par Ascanius.

Spicilegia zoologica. *Berlin*, 1767-1780, Pallas.

Description d'un Cachalot, *Transact. philosoph.*, 1770, Robertson.

Histoire d'un voyage aux îles Malouines, 2 vol. in-8, 1770, Pernetti.

Voyage dans différentes provinces de l'empire de Russie, par Pallas, 1771-1776.

British Zoology, 4 vol., 1776-1777, Pennant.

Zoologiæ Danicæ prodromus. *Hafniæ*, 1776, Muller.

Balæna rostrata. *Berlin*, 1779, Chemnitz.

Fauna Groenlandica. *Lipsiæ*, 1780. Fabricius.

Lettre sur un voyage en Islande en 1772, Troel, en suédois. *Upsal*, 1777, traduct. française, 1781.

Traité des pêches. *Paris*, 1782, Duhamel.

Détails sur l'ambre gris, *Transact. philosoph.*, 1783, Schwediawer.

Lettres sur les Cachalots échoués près d'Audierne, 1784, Lecoz.

Erdbeschreibung von Nord America, 10 vol. in-8. *Hambourg*, 1788-1789, Edeling.

Voyage fait dans les années 1788 et 1789 à la côte nord-ouest de l'Amérique. *Londres*, 1791, par Moeres.

Tableau historique de la pêche de la Baleine, Noel de la Morinière, 1794. *Paris*.

Voyage autour du monde. *Paris*, 1798, Marchand.

Kritische Sammlung von alten und neueren Nachrichten zur Naturgeschichte des Wallfischer Scheider.

Ueber der Groenlandischen Wallfischen. *Posen*.

Observations on the structure and œconomy of whales, *Transact. philosoph.*, année 1787, Hunter.

Mémoire sur un Cétacé échoué près de Honfleur en 1788. Beaussard.

Cétologie de l'*Encyclopédie méthodique*, in-4. *Paris*, 1789, Bonaterre.

Voyage to the south Atlantic, in-8. *Londres*, 1792, Colnet.

History of quadrupeds, 3e édit., 2 vol. *Londres*, 1793. Pennant.

Die Saugthiere, 1775-1792, Schreber.

Sur les narines des Cétacés, *Bulletin de la soc. philomathique*, G. Cuvier, 1797.

Leçons d'anat. comparée. G. Cuvier.

General zoology. *Londres*, 1800-1816, Shaw.

Ménagerie du Muséum d'hist. naturelle, in-fol. *Paris*, 1801, Lacépède, Cuvier et Geoffroy-Saint-Hilaire.

Sur le Dauphin du Gange. *Berlin*, 1801, Lebeck.

Histoire des pêches des Hollandais, 3 vol. in-8. *Paris*, 1801, Dereste.

Histoire naturelle des Cétacés, 1 vol. *Paris*, 1803, Lacépède.

Mémoires de la Soc. asiatique de Calcutta, 1803, Roxburg.

Tour through the Islands of Orkney and Shetland. *Édimbourg*, 1806. Neill.

Zoologia Danica seu animalium Daniæ et Norwegiæ. *Hafniæ*, 1788 à 1806.

Muller. Voyage aux terres australes. *Paris*, 1807. Peron.

Considération sur les pièces de la tête osseuse des animaux vertébrés. Annales du Muséum. *Paris*, 1807, Geoffroy Saint-Hilaire.

Descript of a new spec. of whale, a journal of nature, philosoph. chemist., de W. Nicholson, 1809, Traill.

Caratteri di alcuni nuovi generi e nuove specie di animali e piante della Sicilia. *Palermo*, 1810, Rafinesque.

Bulletin polymathique du Muséum d'instruction publique de Bordeaux, 1810.

Description d'un Narwhal. *Mémoires de la Soc. vernérienne d'Édimbourg*, 1811, Fleming.

Observations d'un Rorqual échoué près d'Alloa. *Mémoires de la Soc. vernérienne d'Édimbourg*, VEILL.

Sur la Baleine franche. *Mémoires de la Soc. vernérienne d'Édimbourg*, 1811, SCORESBY.

Prodromus systematis mammalium. *Berlin*, 1811, ILLIGER.

Zoographia rosso-asiatica. *Pétersbourg*, 1811, PALLAS.

Leçons d'anat. comparée. *Londres*, 1814 à 1828, HOME.

Précis de découvertes séméiologiques. *Palerme*, 1814, RAFINESQUE.

Article Dauphin du Dictionnaire des sciences naturelles. *Paris*, 1817, DESMARETS.

Notes sur les Cétacés des mers voisines du Japon. Mémoires du Muséum d'hist. naturelle. *Paris*, 1818, LACÉPÈDE.

Icones ad illustrandam anatomem comparatam, in-fol. *Lipsiæ*, ALBERS.

An account of the arctic regions. *Édimbourg*, SCORESBY.

Observations anatomiques sur plusieurs espèces de Cétacés. *Paris*, 1820, CAMPER.

Mémoires de l'Académie de Berlin, 1820 à 1821, RUDOLPHI.

Analyse de l'ambre gris. *Journal de pharmacie*, 1820, PELTIER.

Mammalogie, in-4. *Paris*, 1820-1822. DESMARETS.

Delphinus truncatus. *Mémoires de la Soc. vernérienne. Édimbourg*, 1821, MONTAIGU.

Sur un Beluga. *Mémoires de la Soc. vernérienne. Édimbourg*, 1821, BARCLAY et NEILL.

Éléments de zoologie. *Bologne*, 1821, RANZANI.

Journal of a voyage to the Nordhem Whale Fishery. *Londres*, 1823, SCORESBY.

Observations anatomiques sur un jeune Marsouin. Mémoire de l'Acad. de Pétersbourg, 1824, EICHWALD.

Dictionnaire classique d'histoire naturelle, 1822-1824, DESMOULINS.

Voyage de l'*Uranie*, cap. Freycinet. *Paris*, 1824, QUOY et GAIMARD.

Note sur un Cétacé échoué au Havre. *Nouveau Bulletin des sciences*, 1825, De Blainville.

Fauna americana. *Philadelphie*, 1825, Harlan.

Epistola Balænopteris quibusdam. *Gryphni*, 1825, Rosenthal et Horschach.

Notes sur la pêche de la Baleine. Journal des voyages de M. de Villeneuve, 1826. *Paris*, Pellion.

Anatomie des Cétacés du genre Dauphin. *Journal philosophique de Dublin*, 1826, Jacob.

Sur l'anatomie du Marsouin. *Isis*, 1826, de Baer.

Sur le nez des Cétacés. *Isis*, 1826, de Baer.

Histoire naturelle de l'Europe méridionale, par Risso.

Histoire naturelle des mammifères. *Paris*, 1826, par F. Cuvier.

Voyage de *la Coquille*. Duperrey. *Paris*, 1826, Lesson et Garnot.

Descript of a new spec. of Grampus Delph. intermedius. *Journal of the Academia of natur. science of Philadelphie*, v. 1827, Harlan.

Naturwissenschaftl. Abhandlung, 1827, Rapp.

Histoire naturelle des Cétacés. *Paris*, 1828, Lesson.

Sous-genre de la famille des Dauphins. Spicilegia zoologica. *Londres*, 1828, Gray.

Mémoire sur le Balénoptère de la Mer arctique échoué en 1826 sur les côtes de la Hollande septentrionale. *Mém. de l'inst. royal des Pays-Bas.* Schlegel, 1828.

Histoire naturelle des mammifères, 57e, 58e, 59e livraisons. *Paris*, 1829, F. Cuvier.

Sur le Marsouin. *Zoological Journal*, t. iv. *Londres*, 1829, Yarrell.

Quelques détails sur un Balénoptère échoué près de Berwich sur Tweed. *Trans of the nat. hist. Society of Northumberland*, 1829, Johnston.

Règne animal, 5 vol. in-8. *Paris*, 1829, G. Cuvier.

Mémoire sur un Cétacé échoué à Saint-Cyprien. *Perpignan*, FARINES et CARCASSONNE, 1829.

Synopsis mammalium. *Stuttgardiæ*, 1829, par FISCHER J.-B.

Voyage de *l'Astrolabe*, cap. d'Urville, part. zool. *Paris*, 1830, QUOY et GAIMARD.

Beiträge zur Anat. und Physiol. des Wallfische, W. RAPP profess. *Tubingue.*

Moustache chez les fœtus des Dauphins et des Marsouins. *Ann. sc. nat.*, nov. 1830, ROUSSEAU EMM.

Ueber den Zahnbau der Stellerschen Seeckuh. Mém. à l'Acad. impér. de Saint-Pétersb., BRAND, 1832.

De la structure de l'oreille du Marsouin, *Ann. sc. nat.*, t. XXIX, 1833, BRESCHET.

Analyse des fanons de Baleine. *Journal de pharmacie*, 1833, t. XIX, p. 375. FAURÉ.

Delphinus Cæruleo-albus, *Nov. act. cur. nat.*, t. XVI. *Bonn*, 1833, MEYER.

Notice d'un nouveau genre de Cétacés. *Nouvelles annales d'histoire naturelle*, t. III, 1834, D'ORBIGNY.

The natural History of the order cetacea, in-8. *London*, 1834, DEWHURST.

Recherches anat. et physiol. sur les appareils tégument. des anim. *Ann. sc. nat.*, 1834, BRESCHET et ROUSSEL DE VAUZÈME.

Fragment sur la structure et les usages des glandes mamellaires des Cétacés. *Paris*, 1834, GEOFFROY-SAINT-HILAIRE.

A few observat. on the natural history of the sperm Whale. *London*, 1835, par THOMAS BEAL.

Leçons d'anat. comparée de G. Cuvier, 2e édit., 1835, revue par G. CUVIER et G. L. DUVERNOY.

Sur le système vasculaire des Marsouins, DE BAER. *Bonn*, 1835.

Ratke. Ueber einige auf der Halbinsel Taman gefundenen fossile Knochen, 1835.

Observations sur l'organe de la vie chez les Cétacés. *Tubingen*, 1836, RAPP.

F. RAVIN. Observat. anatom. sur les fanons, leur mode d'insertion entre eux et avec la membrane palatine. *Ann. des sc. natur.*, 2e *série*, 1836, t. V, p. 266, 411.

Natural History of Quadrupedes and Whales. WILSON, 1837, *Édimbourg*.

Vaterländische Archiv für Wissenchaft oder Preuss. Provincialblätter, 1837.

Observations sur la dentition du Dugong et l'anatomie de quelques Cétacés. *Transact. de la Soc. d'Édimbourg*. *Knox*, 1839.

STANNIUS. Anatomie physiologique du Delphinus phocæna. *Université de Rostock*, 1840.

Eichwald. Die Urweldt Rusland, 1840.

Brandt. Notiz über die fossilen Knochen des Cetotherium. *Saint-Pétersb.*, 1841.

Abhandlungen aus dem Gebiete der Zoologie und vergtuchenden Anatomie. SCHLEGELEIDEN, 1841.

Eichwald. Beschreibung einiger Knochen der Ziphius priscus. Schriften der mineralogischen Geselschaft, 1842.

Jaghagelser pra naebbehvalen eller Islaend erness audaernefia fœroerness Dögling inforhandly skand naturforsk, 1842-1846, ESCHRICHT.

Faune belge, DE SELYS LONGCHAMPS, 1842, *Liége*.

P. GERVAIS. Zoologie et Paléontologie française, 1848-1852.

Sur la répartition des mammifères fossiles entre les différents étages tertiaires qui concourent à former le sol de la France. GERVAIS, *Compte rendu hebd.*, t. XXVIII, 1849-1852.

Anatomie comparée Sieboldt et Stannius. *Paris*, ROBET, 1850.

Sur la famille des Cétacés Ziphioïdes, *Comptes rendus*, t. XXXI, GERVAIS, 1850.

Prodromus faunæ Zeylanicæ being contrib. to the Zoology of Ceylan, by Kelluert, 1852.

V. EISCHWALD. Lethea rossica. *Stuttgard*, 1853.

Remarques sur les mammifères marins des côtes de France. *Bullet. de la Soc. d'agricult.* Hérault, P. Gervais, 1853.

Anatomisch Untersuchungen über das Auge von Walfisch Balæna Mysticetus, Mayer, 1853.

Notice mammalogique sur divers Cétacés, Pucheran, 1856.

Description de trois espèces de Dauphins vivant dans le haut Amazone, *Comptes rendus*, t. xlii, 1856.

Remarques sur l'organe de l'ouïe des Cétacés et le labyrinthe des mammifères. Blandus. *Kiel*, 1858.

Sur les Squalodons, lettre adressée à M. Van Beneden, 1862. P. Gervais.

Note sur les affinités des Squalodons, P. Gervais. *Mém. de l'acad. de Montpell.*, 1863.

Cétacés des côtes de France. *Comptes rendus*, t. lix, Gervais. 1864.

On some Indian Cetacea, collected by Walter Elliot. *Transact. soc. zool., Londres*, vol. vi, Owen, 1865.

Sur le squelette de l'extrémité antérieure des Cétacés. *Gand*, Van Bambocke, 1865.

The Geographical distribution of mammals, 1866. *London*, A. Murray.

Sur un crâne de Ziphius Cavirostris des côtes de Corse. *Acad. des sc, de Montpellier*, t. vii, 1869, P. Gervais.

Annales del Museo publico de Buenos Ayres. Descripcion de cuatro especies de Delfinides de la costa Argentina en el océano Atlantico. *Buenos-Ayres*, 1869, G. Burmeister.

Malm (A. W.). Hvoldjur i sveriges museer, ar 1869; av. pl. *Stockholm*, 1871.

Remarques sur l'anatomie des Cétacés de la famille des Balénidés, Gervais. 1871, *Comptes rendus hebd.*

Supplément au catalogue des Phoques et des Cétacés du Musée britannique. *Londres*, 1871, Gray.

P. Gervais et Van Beneden. Ostéographie des Cétacés, 1871 (en cours de publication).

Quelques mots sur le Pseudorca Grayi (Burm). *Copenhague*, 1872, Rempordt.

W. H. Flower. On Risso's Delphinis Grampus Griseus (Cuv.). *Transaction of the zoological Society. London*, 1872.

H. Milne Edwards. Physiologie comparée de l'homme et des animaux, 1854-72.

H. W. Flower. On the recent zephroid whales. With a description of the skeleton of Berardius Arnouxii. *Transactions of the zoological Society. London*, 1872.

Vu, bon à imprimer :

Le directeur,

A. CHATIN.

Vu et permis d'imprimer :

Le vice-recteur
de l'Académie de Paris,

A. MOURIER.

ERRATA.

Pages.	Lignes.	*au lieu de :*	*lisez :*
6	32	bas en haut	haut en bas
8	12	peaussiers	peauciers
24	9	sur des coupes	et sur des coupes
27	29	faite par Fauré	étudiée par Fauré
30	1	Delphinaptera	Delphinapterus
32	18	valvure	valvule
40	2 et 12	peaussier	peaucier
57	26	nous soyons	nous ne soyons
86	12	la facile densité	la faible densité
92	27	Chièvre connue	chièvre cornue
93	5	grains de licornes	grains de licorne
118	19	position littorale	voisine du littoral
181	23	Vau Beneden	Van-Beneden
132	1	Biviettatus	Bivittatus
132	10	Leucorramphus	Leucorrampus

Paris. — Typ. Georges Chamerot, rue des Saints-Pères, 19.

ERRATA :

Pl. I. *Au lieu de :* Balæna Maclayanus, *lire :* Balæna Macleayius.

Pl. III. *Au lieu de :* Zone d'intensité, *lire :* Zones d'intensité.

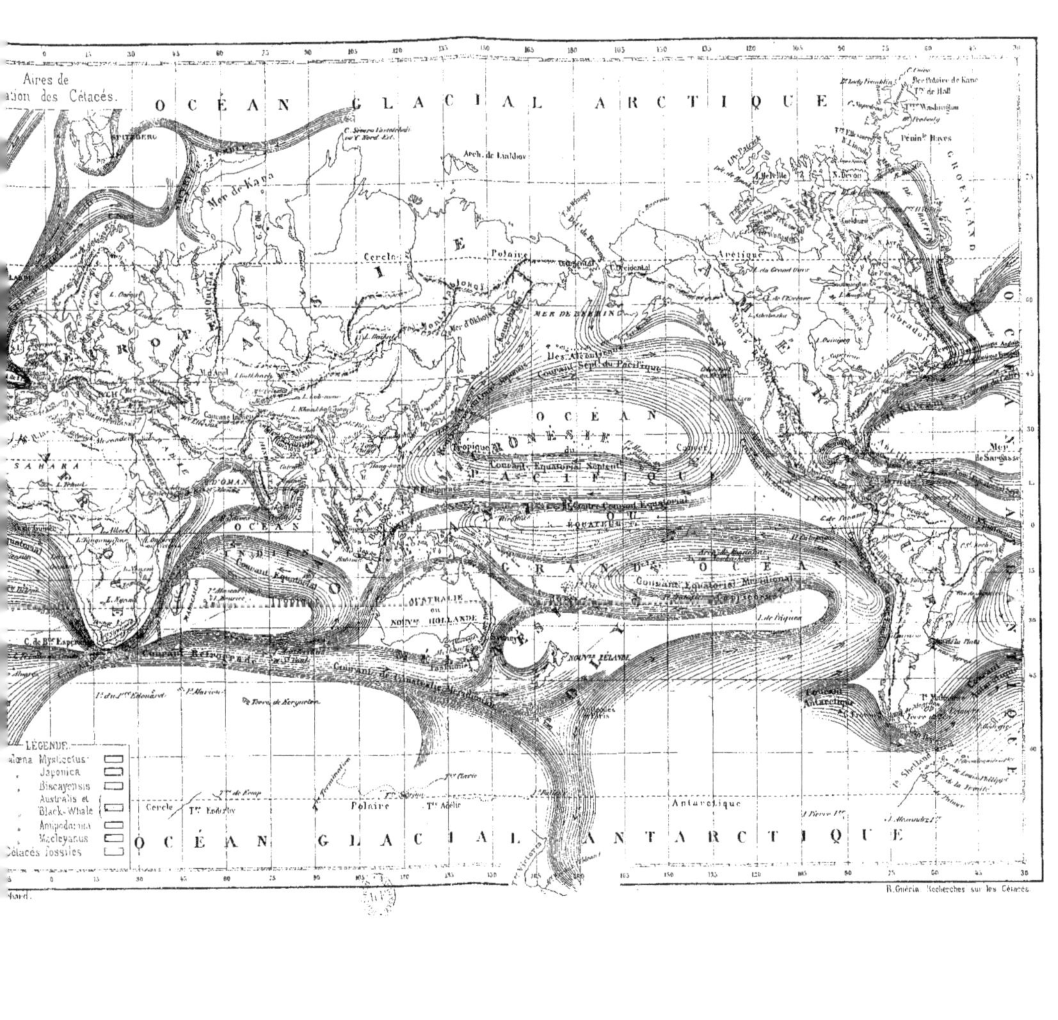
Aires de
ation des Cétacés.
OCÉAN GLACIAL ARCTIQUE
Arch. de Liakhov
Mer de Kara
Cercle Polaire Arctique
MER DE BEHRING
Iles Aléoutiennes
Courant Sept! du Pacifique
OCÉAN
Tropique du Cancer
Courant Equatorial Septent!
PACIFIQUE
Contre Courant Equatorial
OU
EQUATEUR
GRAND OCÉAN
Courant Equatorial Méridional
OCÉAN INDIEN
Courant Equatorial
SAHARA
D'OMAN
OSTRALIE ou NOUV! HOLLANDE
NOUV! ZÉLANDE
C. de B! Espérance
Courant Rétrograde
Courant de l'Australie Méridional
Courant Antarctique
Terre de Kerguelen
Mer de Sargasse
GROENLAND
C. Horn
I! Shetland
I! Adélie
Cercle Polaire Antarctique
OCÉAN GLACIAL ANTARCTIQUE
LÉGENDE.
Balæna Mysticetus
Japonica
Biscayensis
Australis et Black-Whale
Antipodarum
Macleyanus
Cétacés fossiles
R. Guérin Recherches sur les Cétacés

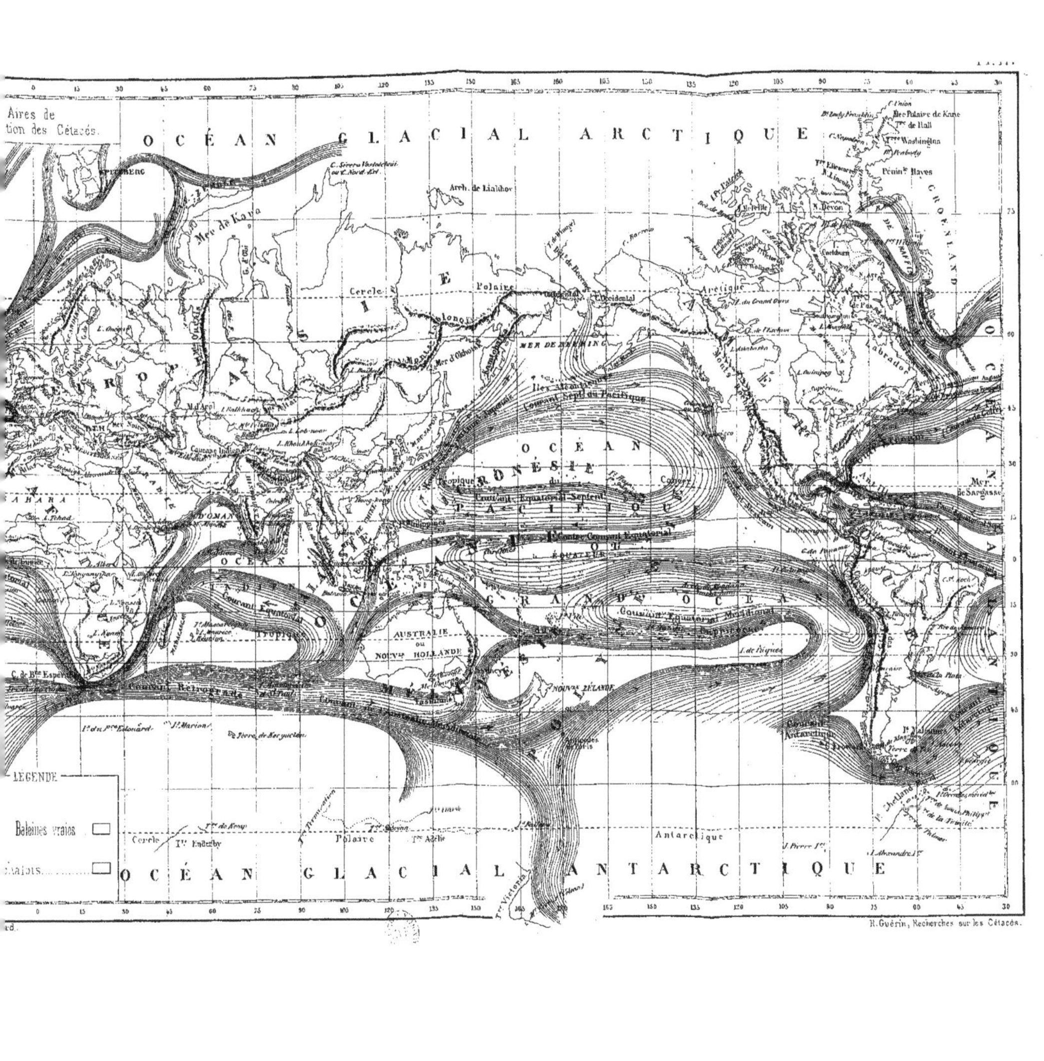

R. Guérin, Recherches sur les Cétacés.

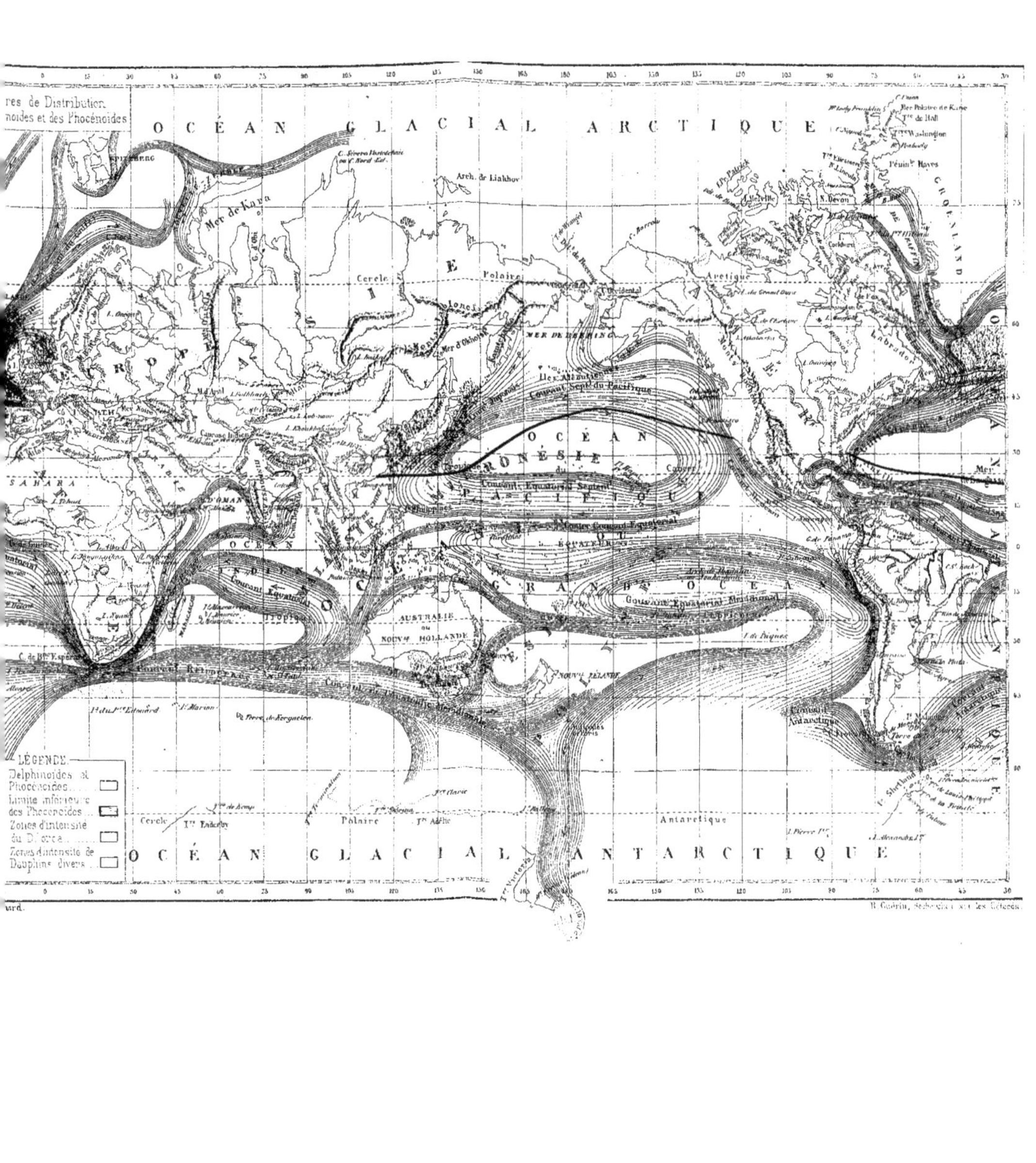

res de Distribution
noides et des Phocénoides
OCÉAN GLACIAL ARCTIQUE
Mer de Kara
Arch. de Liakhov
Cercle
Polaire
Arctique
MER DE BEHRING
Courant Septl du Pacifique
OCÉAN
PACIFIQUE
Labrador
GROENLAND
Péninle Hayes
SAHARA
OCÉAN
INDIEN
Courant Equatorial
AUSTRALIE
ou
NOUVLLE HOLLANDE
NOUVLLE ZÉLANDE
GRAND OCÉAN
Courant Antarctique
Terre de Kerguelen
LÉGENDE
Delphinoides et Phocénoides
Limite inférieure des Phocénoides
Zones d'intensité
Zones d'intensité de Dauphins divers
Cercle
Polaire
Antarctique
OCÉAN GLACIAL ANTARCTIQUE
R. Guérin, Recherches sur les Cétacés

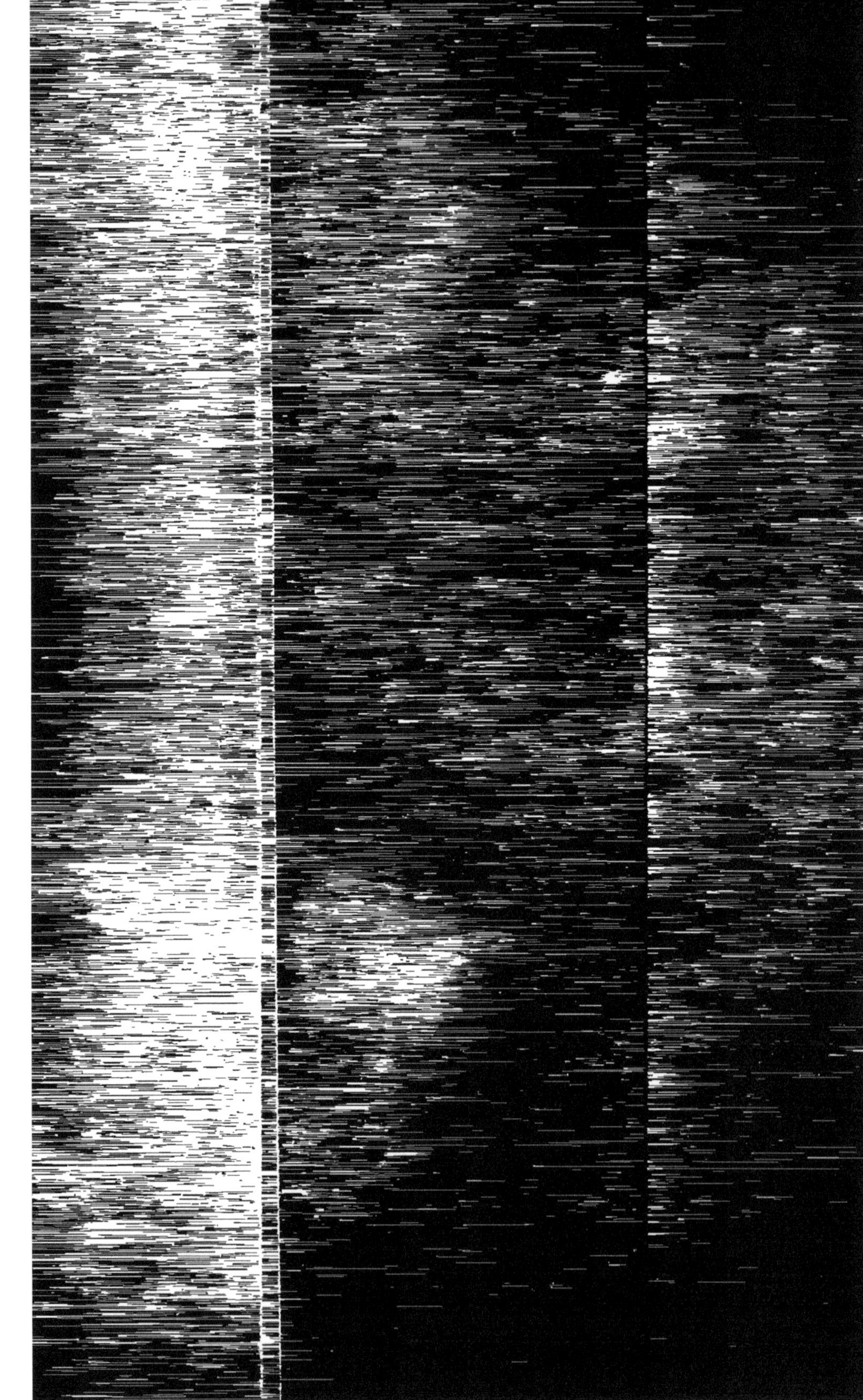

www.ingramcontent.com/pod-product-compliance
Ingram Content Group UK Ltd.
Pitfield, Milton Keynes, MK11 3LW, UK
UKHW012221240726
13966UKWH00003B/882